北京大学医学出版社

NYSORA
神经阻滞手册

原 著

Admir Hadzic

主 译

冯 艺

副主译

张庆芬

 北京大学医学出版社

NYSORA SHENJING ZUZHI SHOUCE

图书在版编目（CIP）数据

　　NYSORA 神经阻滞手册 /（美）阿迪曼尔·哈季奇
（Admir Hadzic）原著；冯艺主译. —北京：北京大学
医学出版社，2024.7
　　书名原文：NYSORA Nerve Block Manual
　　ISBN 978-7-5659-3163-5

　　Ⅰ.①N… Ⅱ.①阿… ②冯… Ⅲ.①神经阻滞麻醉－
手册 Ⅳ.① R614.4-62

中国国家版本馆 CIP 数据核字（2024）第 106533 号

北京市版权局著作权合同登记号：图字：01-2024-1857

NYSORA 神经阻滞手册

主　　译：冯　艺
出版发行：北京大学医学出版社
地　　址：（100191）北京市海淀区学院路 38 号　北京大学医学部院内
电　　话：发行部 010-82802230；图书邮购 010-82802495
网　　址：http://www.pumpress.com.cn
E - m a i l：booksale@bjmu.edu.cn
印　　刷：北京金康利印刷有限公司
经　　销：新华书店
责任编辑：王智敏　　责任校对：靳新强　　责任印制：李　啸
开　　本：889 mm×1194 mm　1/16　印张：15.5　　字数：441 千字
版　　次：2024 年 7 月第 1 版　2024 年 7 月第 1 次印刷
书　　号：ISBN 978-7-5659-3163-5
定　　价：168.00 元
版权所有，违者必究
（凡属质量问题请与本社发行部联系退换）

译者名单

主　译　冯　艺

副主译　张庆芬

译　者　（按姓氏汉语拼音排序）

韩侨宇　侯渊涛　霍　飞

李清月　李奕楠　马志高

汤峙瑜　伍　源　张紫嫣

赵亚杰

审　校　（按姓氏汉语拼音排序）

安海燕　冯　艺　许军军

闫　琦　张庆芬　张　冉

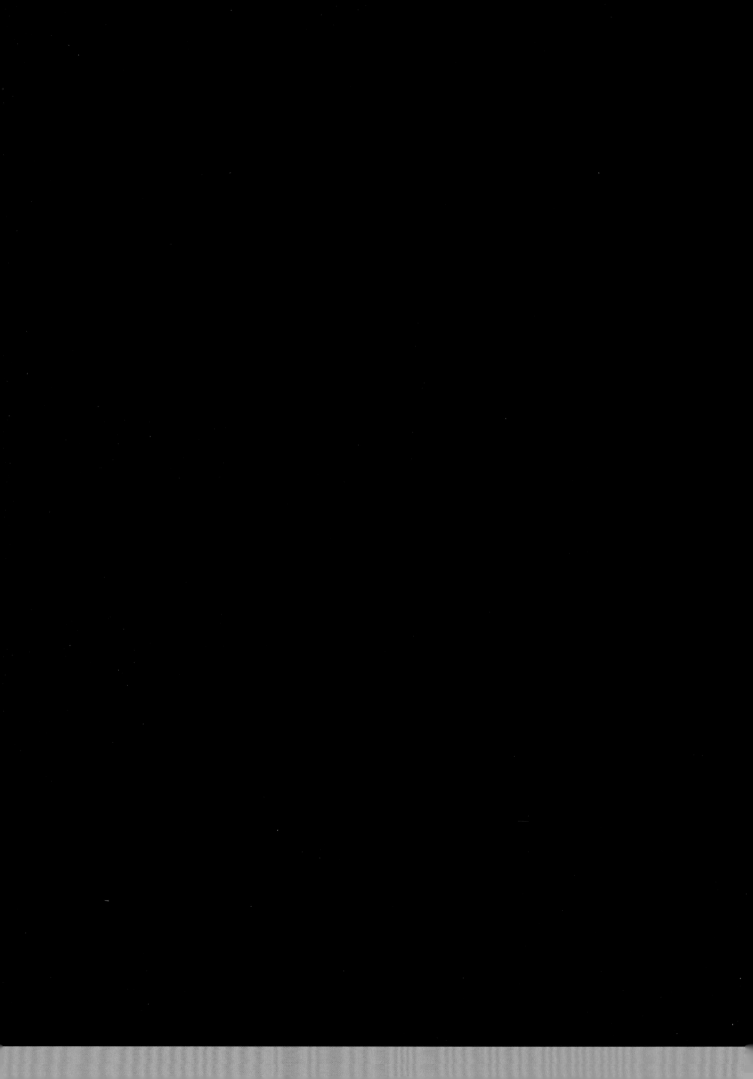

译者前言

作为麻醉医生，我们深知神经阻滞在临床麻醉中的重要性。随着超声技术的发展，超声引导神经阻滞技术实现了操作的可视化和精准定位，提高了操作安全性，降低了并发症风险。近年来，随着对解剖结构的认识逐渐深入，筋膜间隙阻滞飞速发展，将该技术带入了全新的阶段。超声引导神经阻滞技术成为围手术期镇痛管理的重要技能，在麻醉镇痛、促进术后康复等方面发挥着重要作用。

本书是 Admir Hadzic 教授结合纽约区域麻醉学院（New York School of Regional Anesthesia, NYSORA）多年临床实践经验撰写而成。纽约区域麻醉学院由 Admir Hadzic 教授创立，旨在推动神经阻滞技术的发展和应用，同时不断探索新的技术和方法，对全球麻醉医生的教育和实践有着重要影响。逆向超声解剖（reverse ultrasound anatomy，RUA）是 NYSORA 的创新教学方法。在传统的解剖学教学中，通常从学习解剖图谱和实体解剖开始，然后应用到临床实践中。逆向超声解剖则从超声图像出发，逆向识别不同图像所对应的解剖结构，从而有利于提高对超声图像的解读能力。

超声引导神经阻滞是麻醉技能培训的重要组成部分，但目前尚无统一的教材和临床操作指南。本书紧跟超声技术的发展，从神经阻滞原理、解剖、定位及穿刺技术、操作流程等方面进行系统、详细的阐述，并分享了临床操作技巧，图文并茂，实用性强。我们非常荣幸能够将这本书翻译成中文，让更多的中国麻醉医生了解和掌握这项技术。在翻译的过程中，我们力求保持原著的专业性和权威性，希望这本中文版的《NYSORA 神经阻滞手册》能够成为广大麻醉医生的必备工具书。

本书由北京大学人民医院麻醉科的年轻麻醉医生团队翻译而成，感谢北京大学医学出版社的支持和帮助，使得这本书能够顺利出版。希望这本书能够为各位读者的临床工作带来帮助和启发。同时，也期待能有更多的医生对神经阻滞技术产生浓厚的兴趣，促进超声引导神经阻滞技术在我国的推广和应用。

原著献言

本书献给麻醉学专业的学生及相关从业人员。

原著前言

作为一本超声引导下周围神经阻滞（peripheral nerve blocks，PNBs）和介入性镇痛技术的权威指南，本手册旨在提供完整、标准的实用知识，以及临床上最适用的实践技术。与引用大量的文献或理论给读者增加阅读负担不同，本手册更加注重呈现实用、图文并茂的内容。这些内容主要来源于 www.nysora.com 和最新的文献。读者若需要相应临床应用和技术方面以外的信息可以参考和研究相关麻醉学文献，这些文献可以对本手册的内容进行补充。由于区域麻醉的临床实践是医学和艺术的融合，因此，我们也致力于将本书打造为一件艺术品——黑色背景的整体设计为本书的版式、外观及整体感觉增添了艺术气息。

在门诊、骨科和血管手术中，超声引导下周围神经阻滞已经成为不可或缺的一部分。手册中提到的所有介入下神经镇痛技术都是术后快速康复（enhanced recovery after surgery，ERAS）和无阿片麻醉方案的重要组成部分。在超声下实时观察神经阻滞针 - 神经的位置关系和局麻药的扩散情况，使得 PNBs 技术具有一致的准确性和可重复性。因此，在所有的麻醉培训课程中均有区域麻醉的教学。解剖结构和筋膜腱鞘可视化的能力也带动了大量新兴注射技术的发展。由于新技术在临床实践中往往缺乏验证和标准化，所以本书的目标是只采用 NYSORA（New York School of Regional Anesthesia，纽约区域麻醉学院）日常临床实践中检验过的技术。本书仅教授目前已建立的、成熟有效的、可重复的区域麻醉和镇痛技术，并填补此方面的教育空白。

对于本手册的教学风格，我们采用了逻辑流程图以及丰富的原创插图，其中包括模型、患者、解剖插图、3D 效果图、超声解剖以及 NYSORA 逆向超声解剖（reverse ultrasound anatomy, RUA），这些都有助于读者对超声图像的理解。

我们同样邀请读者通过 info@nysora.com 向我们发送改进、更正或补充的建议。

Prof. Dr. Admir Hadzic

（张紫嫣 译　安海燕 审校）

原著致谢

如果没有 NYSORA 团队中众多杰出人士的帮助，这本书是不可能完成的，他们贡献了他们的时间、才能和无比的热情来创造这部教育杰作。非常感谢出色的 NYSORA 团队，他们的插画家、设计师、编辑和研究人员投入了无数的时间来制作这本手册。

感谢 Ana Lopez, Lucia Balocco, Catherine Vandepitte, Imré Van Herreweghe, Sam Van Boxstael, Dimitri Dylst 和 Astrid Van Lantschoot 博士。感谢 Thibaut Vanneste 和 Philippe Gautier 博士的付出，他们为本手册添加了详尽的解剖图片和阻滞操作图片。

非常感谢我们的区域麻醉研究人员、住院医师、护士、助理和我们整个区域麻醉团队，感谢你们在编写本手册过程中所提供的帮助。

特别感谢 NYSORA 的插画家 Ismar Ruznic 和平面设计师 Nenad Markovic，他们在细节上的把控对本手册艺术风格的形成至关重要。

感谢 NYSORA 的顶级制作团队，包括 Jill Vanhaeren, Jirka Cops, Darren Jacobs, Pat Pokorny, Aida Hadzihasanovic, Amar Suljevic, Emir Sahinpasic, Ernad Lokvancic, Ismar Ruznic, Jingyan Wang, Kusum Dubey, Medina Bakovic, Michel Broekmeulen, Nenad Markovic, Ruth Konovalova 和 Tiago Dalmagro。

非常感谢麻醉科、骨科和 Ziekenhuis Oost-Limburg（Genk, Belgium）的管理部门为本手册撰写提供了一个非常具有启发性和高效的创作环境。

感谢我们的国际教育合作团队，特别是 Amar Salti、Jeff Gadsden 和 Sadiq Bhayani，他们对教学的热情激励着 NYSORA 区域麻醉研讨会的众多代表将区域麻醉技术推广到世界各地的临床实践中。

非常感谢大家。

Prof. Dr. Admir Hadzic

（张紫嫣 译　安海燕 审校）

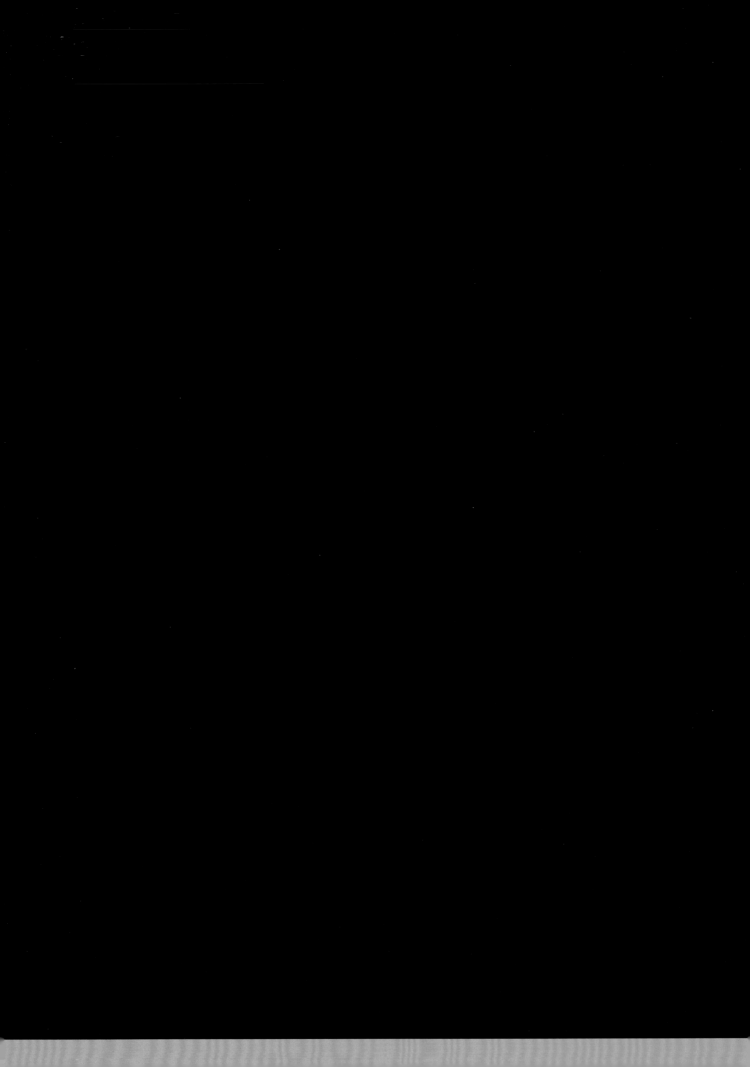

目　录

头颈部

01　颈丛阻滞　　　　　　　　　　　　　　　　　　　　　　　3

上肢

02　肌间沟臂丛阻滞　　　　　　　　　　　　　　　　　　　13

03　锁骨上臂丛阻滞　　　　　　　　　　　　　　　　　　　21

04　锁骨下臂丛阻滞　　　　　　　　　　　　　　　　　　　29

05　肋锁间隙臂丛阻滞　　　　　　　　　　　　　　　　　　37

06　腋路臂丛阻滞　　　　　　　　　　　　　　　　　　　　45

07　肩部阻滞　　　　　　　　　　　　　　　　　　　　　　53

08　肘上神经阻滞　　　　　　　　　　　　　　　　　　　　65

09　腕部阻滞（前臂阻滞）　　　　　　　　　　　　　　　　75

下肢

10　髂筋膜阻滞　　　　　　　　　　　　　　　　　　　　　87

11　髋关节囊周神经阻滞　　　　　　　　　　　　　　　　　95

12　股神经阻滞　　　　　　　　　　　　　　　　　　　　103

13　隐神经阻滞　　　　　　　　　　　　　　　　　　　　111

14　股外侧皮神经阻滞　　　　　　　　　　　　　　　　　119

15　闭孔神经阻滞　　　　　　　　　　　　　　　　　　　125

16　近端坐骨神经阻滞　　　　　　　　　　　　　　　　　133

17　腘窝坐骨神经阻滞　　　　　　　　　　　　　　　　　141

18　IPACK 阻滞　　　　　　　　　　　　　　　　　　　149

19　踝关节阻滞　　　　　　　　　　　　　　　　　　　　157

躯干

20　肋间神经阻滞　　　　　　　　　　　　　　　　　　　173

21　胸肌和前锯肌平面阻滞　　　　　　　　　　　　　　　181

22　椎旁神经阻滞　　　　　　　　　　　　　　　　　　　191

23　竖脊肌平面阻滞　　　　　　　　　　　　　　　　　　199

24　腹横肌平面阻滞　　　　　　　　　　　　　　　　　　207

25　腹直肌鞘阻滞　　　　　　　　　　　　　　　　　　　219

26　腰方肌阻滞　　　　　　　　　　　　　　　　　　　　227

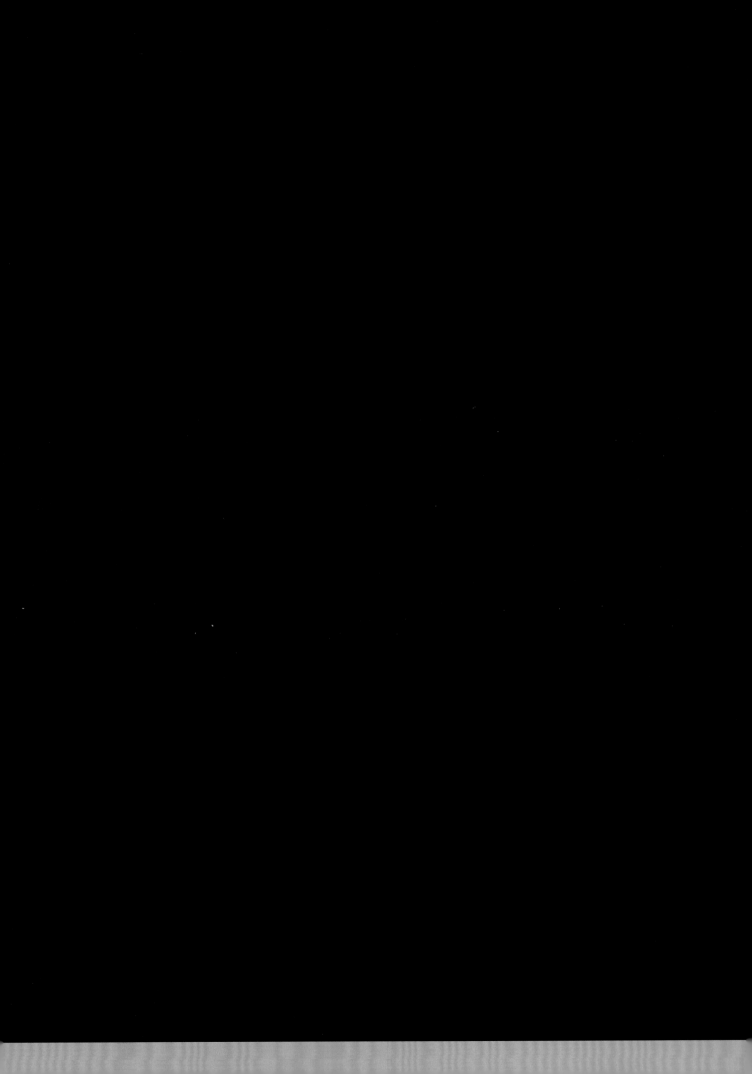

头 颈 部

01

颈丛阻滞

▶▶ 要点速览

适应证： 颈动脉内膜剥脱术、颈部浅表手术的麻醉和镇痛，锁骨骨折的镇痛。

目标： 局麻药在颈丛浅支周围扩散。

患者体位： 仰卧位或半坐位，头部转向阻滞对侧，以便于显露颈部前外侧。

体表标志： 胸锁乳突肌后缘，乳突与锁骨之间的中点。

 线阵

 22～25 号
5 cm 短斜面针

 5～8 ml

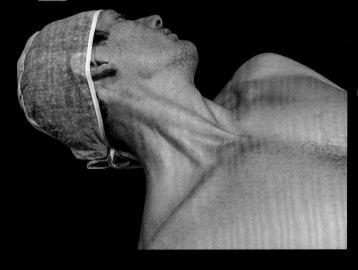

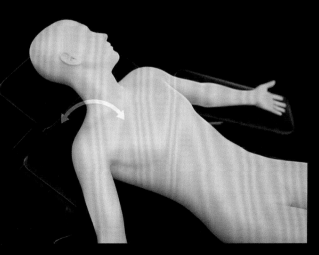

颈丛：

颈丛起源于 C1~C4 的前支，其深支和浅支相互交织形成 3 个环（图 1）。

深丛（运动）分支：

- **膈神经（C3~C5）：** 支配膈肌。
- **分支至颏舌骨肌和甲状舌骨肌（C1）：** 支配气道的肌肉和软组织。
- **颈袢（C1~C3）：** 支配吞咽和发声的重要肌群。

提示

颈浅丛阻滞相比于颈深丛阻滞是更好的选择，后者由于阻滞膈神经，使患者有更高的呼吸衰竭风险。

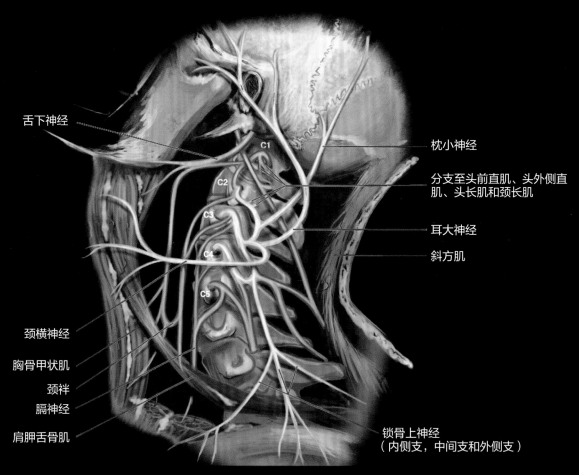

图 1　颈深丛主要分支解剖

浅丛分支：

- 从头长肌和中斜角肌之间的椎前筋膜穿出，向胸锁乳突肌（SCM）的后缘延伸（图 2）。
- 胸锁乳突肌在这些分支上形成一个"屋顶"，这些分支从胸锁乳突肌后缘穿出（图 2），与颈外静脉埃尔布点（Erb's point）相交。

颈浅丛分支:

- **耳大神经**
- **枕小神经**
- **颈横神经**
- **锁骨上神经**

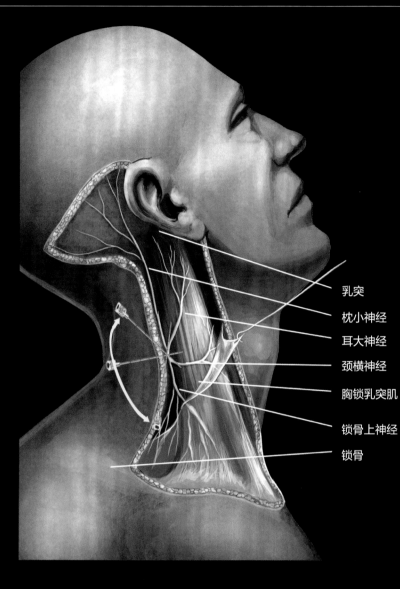

乳突

枕小神经

耳大神经

颈横神经

胸锁乳突肌

锁骨上神经

锁骨

图 2　埃尔布点的颈浅丛分支

▶▶ 阻滞范围

　　颈丛神经阻滞范围包括颈前外侧、耳后区域、锁骨表面以及紧邻锁骨下方的皮肤(图 3)。

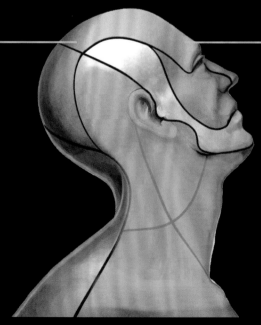

图 3　颈丛神经阻滞的感觉分布

概述：

- **深部注射：** 在 C2～C4 水平注射局麻药。该技术阻断整个神经丛，通常不推荐使用，因为邻近椎管，并发症的风险很高。

- **中部注射：** 在 C4～C5 水平，胸锁乳突肌（SCM）下方，椎前筋膜与封套筋膜层之间注射局麻药。**这是临床实践中最常用的技术。**

- **浅表注射：** 在 C6 水平、颈深筋膜封套筋膜层的浅面皮下注射局麻药（颈部浅表手术和锁骨骨折时最常用的技术）。

颈中间丛阻滞

探头位置： 横向置于颈部外侧，胸锁乳突肌上方，乳突和锁骨之间中点处（图 4）。

扫查：

1. 识别胸锁乳突肌（图 4）。

2. 在头端和尾端之间滑动探头以识别颈丛浅支，其超声表现为胸锁乳突肌下方的一小丛低回声结节。

进针方法：

1. 依次穿过皮肤、颈阔肌和颈深筋膜的封套筋膜层（图 5）。

2. 将针尖置于胸锁乳突肌后缘。

3. 注射 1～2 ml 局麻药，以确认局麻药在包含颈丛分支的筋膜层之间扩散（图 5）。

4. 注射 5～8 ml 局麻药完成阻滞。

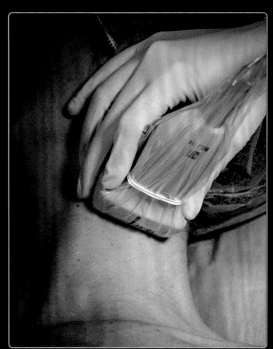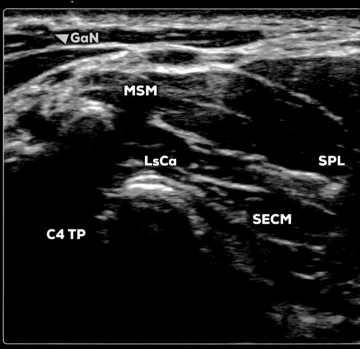

图 4　颈中间丛阻滞：探头位置和 C4 水平超声解剖。GaN，耳大神经；MSM，中斜角肌；LsCa，头最长肌；SPL，头夹肌；SECM，头半棘肌；C4 TP，C4 横突

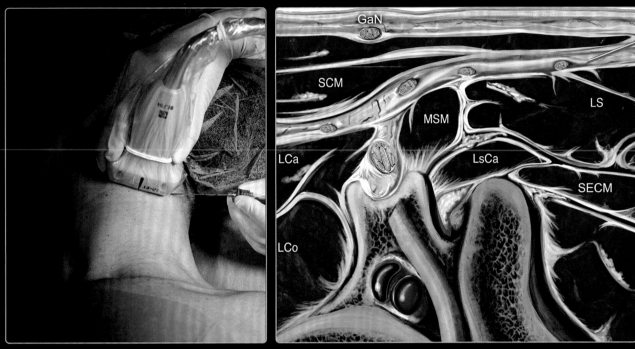

图 5　颈中间丛阻滞；逆向超声解剖。GaN，耳大神经；SCM，胸锁乳突肌；LCa，头长肌；LCo，颈长肌；MSM，中斜角肌；LsCa，头最长肌；LS，肩胛提肌；SECM，头半棘肌

其他进针方法

1. 将探头纵向放置在胸锁乳突肌上（图 6）。
2. 采用平面内方法朝向胸锁乳突肌后方进针，至椎前筋膜浅面。
3. 注射 1~2 ml 局麻药，确认穿刺针位置。
4. 注射 5~8 ml 局麻药完成阻滞。

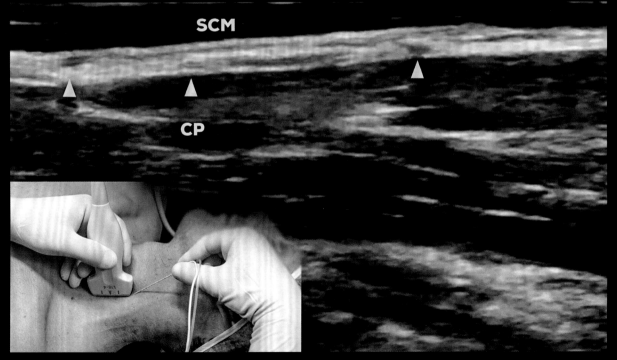

图 6　替代方法：颈中间丛阻滞纵向进针方法。CP，颈丛；SCM，胸锁乳突肌

颈中间丛阻滞提供颈部感觉阻滞，无运动阻滞。长效局麻药通常用于颈动脉手术，而短效局麻药可用于颈部浅表手术，如淋巴结活检。

颈丛阻滞的局麻药选择

适应证	阻滞类型	局麻药	容量
- 颈动脉内膜剥脱术 - 淋巴结切除术 - 颈部浅表手术 - 锁骨骨折镇痛	颈中间丛或颈浅丛阻滞	0.5% 布比卡因或 0.5%~0.75% 罗哌卡因 不考虑术后疼痛时，可采用 1% 利多卡因实施手术麻醉	5~8 ml

▶▶ 要点与流程

- 颈"深"丛阻滞基本上是颈椎旁阻滞，并发症发生风险较高。

- 颈浅丛阻滞技术更简单，更安全，适用于大多数适应证。

- 平面内还是平面外？颈丛分支分布表浅，两种入路均可。

- 需要看到神经丛吗？不需要或偶尔可见。

- 颈动脉手术同时需要阻滞舌咽神经分支，术中可通过向颈动脉鞘内注射局麻药来完成阻滞。

- 不建议采用双侧颈丛阻滞（浅丛阻滞除外）——可引起双侧膈神经阻滞和短暂性膈肌麻痹。

- 对于锁骨骨折，在锁骨上方 2~3 cm 处进行阻滞（更偏向于尾侧），以避免不必要的耳周区麻木。

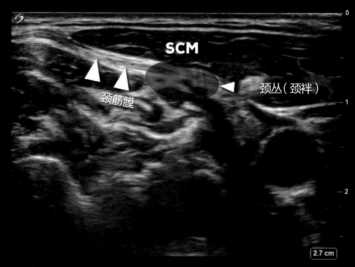

图 7　SCM，胸锁乳突肌

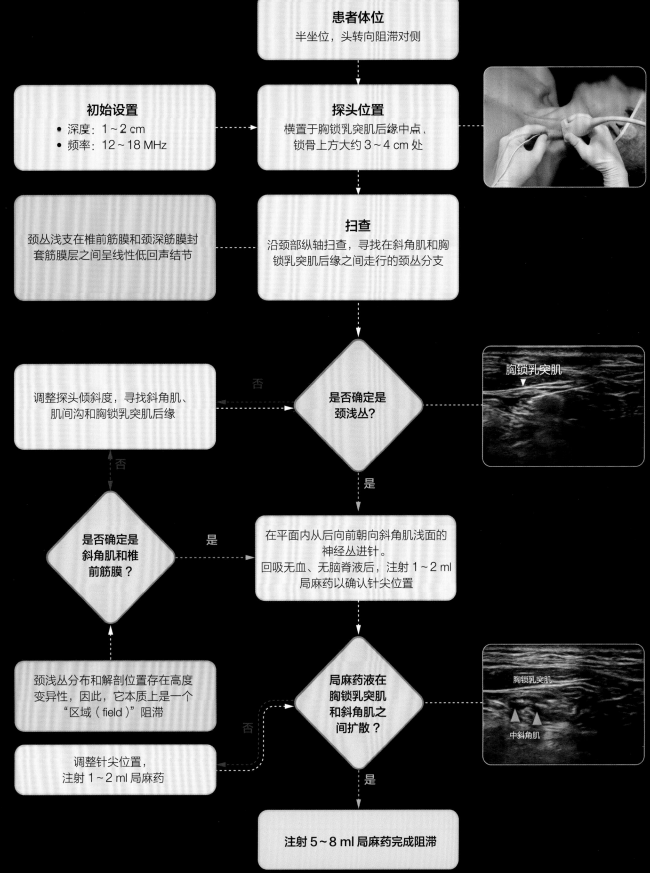

患者体位
半坐位，头转向阻滞对侧

初始设置
• 深度：1～2 cm
• 频率：12～18 MHz

探头位置
横置于胸锁乳突肌后缘中点、锁骨上方大约 3～4 cm 处

颈丛浅支在椎前筋膜和颈深筋膜封套筋膜层之间呈线性低回声结节

扫查
沿颈部纵轴扫查，寻找在斜角肌和胸锁乳突肌后缘之间走行的颈丛分支

调整探头倾斜度，寻找斜角肌、肌间沟和胸锁乳突肌后缘

否 ← **是否确定是颈浅丛？**

胸锁乳突肌

否

是否确定是斜角肌和椎前筋膜？ — 是 →

在平面内从后向前朝向斜角肌浅面的神经丛进针。
回吸无血、无脑脊液后，注射 1～2 ml 局麻药以确认针尖位置

颈浅丛分布和解剖位置存在高度变异性，因此，它本质上是一个"区域（field）"阻滞

局麻药液在胸锁乳突肌和斜角肌之间扩散？

胸锁乳突肌

中斜角肌

否

调整针尖位置，注射 1～2 ml 局麻药

是

注射 5～8 ml 局麻药完成阻滞

（张紫嫣 译 安海燕 审校）

▶▶ 参考文献

- Calderon AL, Zetlaoui P, Benatir F, et al. Ultrasound-guided intermediate cervical plexus block for carotid endarterectomy using a new anterior approach: a two-centre prospective observational study. Anaesthesia 2015; 70: 445-451.

- Dhonneur G, Saidi NE, Merle JC, Asfazadourian H, Ndoko SK, Bloc S: Demonstration of the spread of injectate with deep cervical plexus block: a case series. Reg Anesth Pain Med 2007; 32: 116-119.

- Flaherty J, Horn JL, Derby R: Regional anesthesia for vascular surgery. Anesthesiol Clin 2014; 32: 639-659.

- Sandeman DJ, Griffiths MJ, Lennox AF: Ultrasound guided deep cervical plexus block. Anaesth Intensive Care 2006; 34: 240-244.

- Soeding P, Eizenberg N: Review article: anatomical considerations for ultrasound guidance for regional anesthesia of the neck and upper limb. Can J Anaesth 2009; 56: 518-533.

- Tran DQ, Dugani S, Finlayson RJ: A randomized comparison between ultrasound-guided and landmark-based superficial cervical plexus block. Reg Anesth Pain Med 2010; 35: 539-543.

- Usui Y, Kobayashi T, Kakinuma H, Watanabe K, Kitajima T, Matsuno K: An anatomical basis for blocking of the deep cervical plexus and cervical sympathetic tract using an ultrasound-guided technique. Anesth Analg 2010; 110: 964-968.

- Pandit JJ, Dutta D, Morris JF. Spread of injectate with superficial cervical plexus block in humans: an anatomical study. Br J Anaesth. 2003; 91(5): 733-735.

- Pandit JJ, Satya-Krishna R, Gration P. Superficial or deep cervical plexus block for carotid endarterectomy: a systematic review of complications. Br J Anaesth. 2007; 99(2): 159-169.

- Hadzic's Peripheral Nerve Blocks and Anatomy for Ultrasound-Guided Regional Anesthesia, 3rd Edition. McGrawHill, New York, NY 2021. ISBN 978-0071717595.

- Hadzic's Textbook of Regional Anesthesia and Acute Pain Management, 2nd Edition. McGrawHill, New York, NY 2017. ISBN 978-0071717595.

上　肢

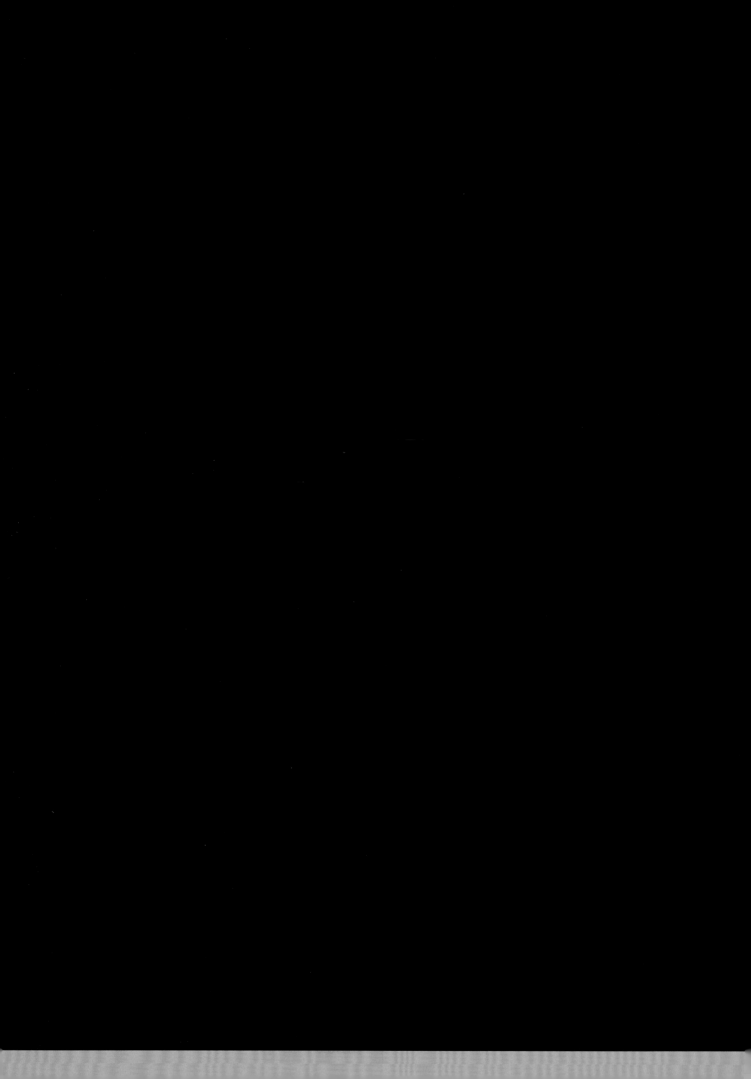

肌间沟臂丛阻滞

▶▶ 要点速览

适应证： 肩部、上臂和锁骨手术的麻醉与镇痛。

目标： 局麻药分布在前斜角肌和中斜角肌之间的间隙，臂丛上干和中干周围。

患者体位： 半坐位，头部转向对侧。

体表标志： 胸锁乳突肌和颈外静脉交点。

 线阵

22 号
5 cm

7~15 ml

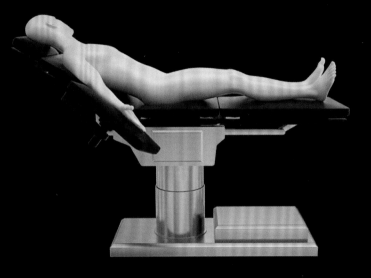

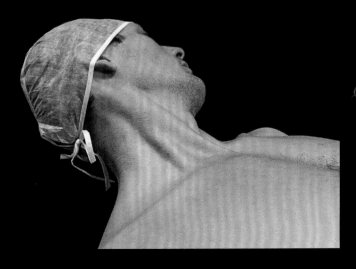

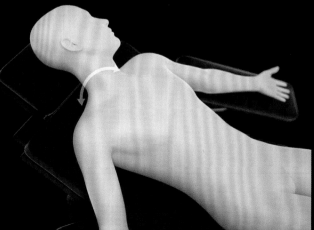

功能解剖

臂丛由 C5 至 T1 脊神经前支构成（图1）。各神经出椎间孔后分为根（5）、干（3）、股（6）、束（3）和支。在颈后三角，可以看到臂丛的三干：上干（C5，C6）、中干（C7）和下干（C8，T1）。

臂丛三干位于前、中斜角肌之间，颈动脉和颈内静脉后方。膈神经走行于前斜角肌表面，臂丛前方（图2）。肩胛背神经向下、向后穿过中斜角肌，通常靠近胸长神经。

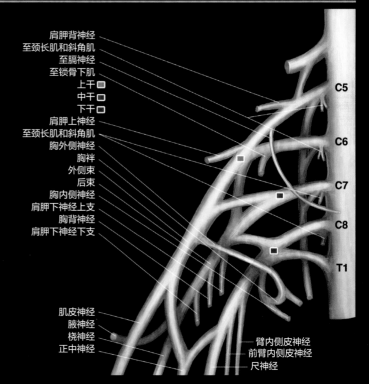

肩胛背神经
至颈长肌和斜角肌
至膈神经
至锁骨下肌
上干
中干
下干
肩胛上神经
至颈长肌和斜角肌
胸外侧神经
胸袢
外侧束
后束
胸内侧神经
肩胛下神经上支
胸背神经
肩胛下神经下支

C5
C6
C7
C8
T1

肌皮神经
腋神经
桡神经
正中神经

臂内侧皮神经
前臂内侧皮神经
尺神经

图1 臂丛组成：从根到终末支

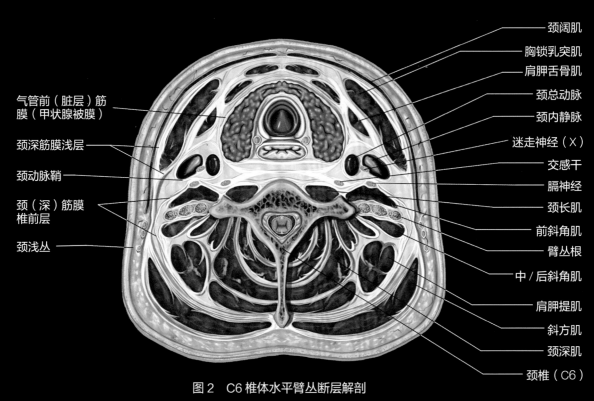

气管前（脏层）筋膜（甲状腺被膜）
颈深筋膜浅层
颈动脉鞘
颈（深）筋膜椎前层
颈浅丛

颈阔肌
胸锁乳突肌
肩胛舌骨肌
颈总动脉
颈内静脉
迷走神经（X）
交感干
膈神经
颈长肌
前斜角肌
臂丛根
中/后斜角肌
肩胛提肌
斜方肌
颈深肌
颈椎（C6）

图2 C6椎体水平臂丛断层解剖

臂丛解剖变异很常见。例如，C5神经根经常（35%）越过或穿过前斜角肌而不是走行于斜角肌间隙。甲状颈干的分支（肩胛上动脉和颈横动脉）向后走行过程中在不同水平与臂丛交叉。

▶▶ 阻滞范围

肌间沟臂丛阻滞可提供肩部、上臂和锁骨外侧三分之二的麻醉（图3）。局麻药可向肌间沟之外的近端扩散，通常会阻滞颈丛锁骨上分支，该分支支配肩峰和锁骨表面皮肤。肌间沟入路臂丛阻滞通常无法阻滞下干（C8~T1）。

提示

通常情况下，止血带疼痛不需要额外的皮肤阻滞——止血带疼痛主要源于肌肉，而不是皮肤缺血。

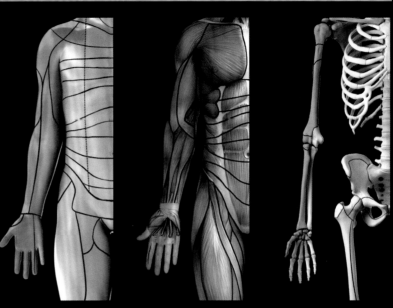

图3 肌间沟臂丛阻滞的麻醉范围。左：皮区；中：肌区；右：骨骼

当使用神经刺激仪时，可诱发臂丛上、中、下干的多种运动反应（图4）。

临床实践中常用的神经反射包括：

- 肘部弯曲（C5~C6），肱二头肌的运动反应。
- 肘关节伸展（C7），肱三头肌的运动反应。
- 前臂内旋、手腕屈伸和手指弯曲（C8~T1），最为常见。

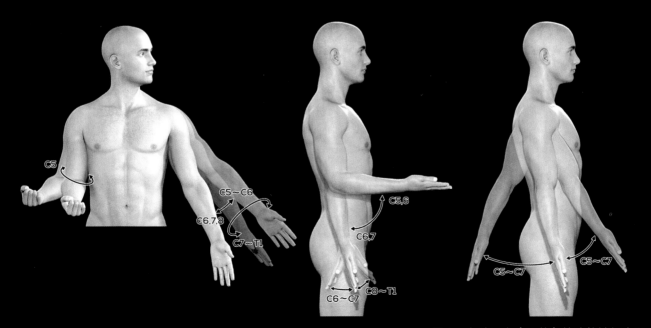

图4 上肢肌肉（肌节）的功能神经支配

扫查技术

- 将探头横置于颈部，锁骨上方约 2~3 cm，若颈外静脉可见，置于其上方（图 5）。

可以使用不同的扫查技术：

- 首先，识别胸锁乳突肌深处的颈动脉。向后移动探头以观察前斜角肌和中斜角肌。
- **追踪技术：** 从锁骨上窝开始扫查，定位锁骨下动脉外侧的臂丛，接着向近端追踪臂丛至肌间沟水平。

提示

- 根据所选深度和扫查水平，可能看到第 1 肋和（或）肺尖。
- 臂丛通常在深度 1~3 cm 处可见。

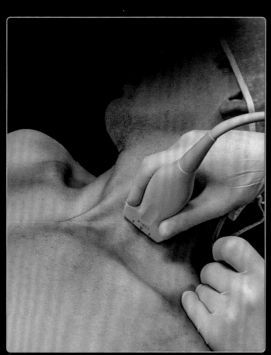 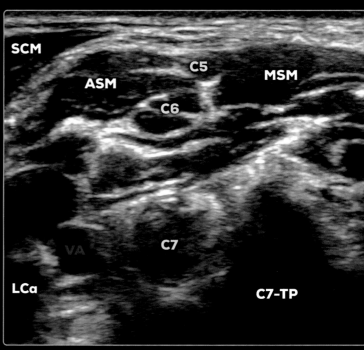

图 5　肌间沟臂丛阻滞：探头位置和超声解剖。SCM，胸锁乳突肌；ASM，前斜角肌；MSM，中斜角肌；
VA，椎动脉；C7-TP，C7 横突；LCa，头长肌

进针方法及路径

- 采用平面内技术，从外侧向内侧朝向臂丛进针（图 6）。建议采用这种方法以避免膈神经损伤。针穿出中斜角肌进入斜角肌间隙时通常伴有突破感。
- 回吸无血后，可注射 1~2 ml 药液确认针尖位置。
- 注入的局麻药可导致臂丛移位。
- 注射 10~15 ml 完成阻滞。
- 沿着颈部向近端和远端扫查，以确认局麻药在斜角肌间隙扩散并包绕臂丛根。

提示

- 仅当局麻药未能在斜角肌间隙扩散时，才进行补救阻滞。
- 避免神经根注射！针尖应始终朝向神经根之间，以降低意外损伤神经的风险。

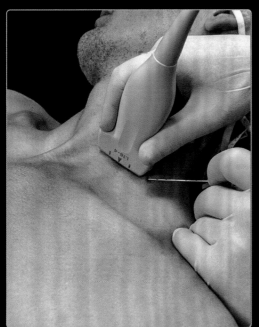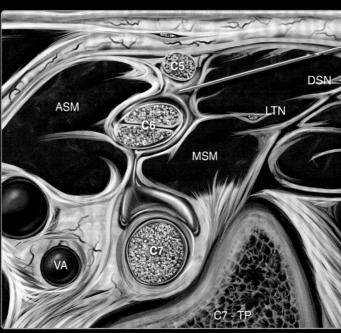

图 6　肌间沟臂丛阻滞；平面内进针的逆向超声解剖。ASM，前斜角肌；VA，椎动脉；MSM，中斜角肌；LTN，胸长神经；DSN，肩胛背神经；C7-TP，C7 横突

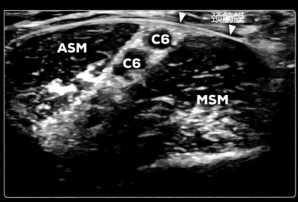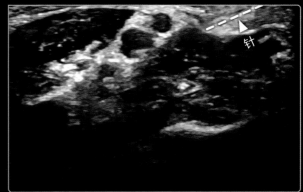

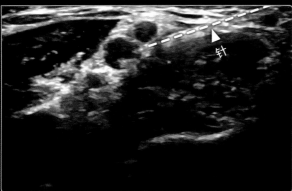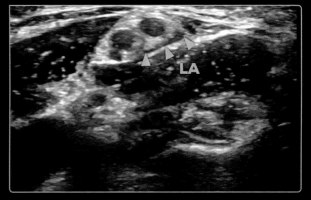

图 7　肌间沟臂丛阻滞的进针过程及成功的局麻药注射。ASM，前斜角肌；MSM，中斜角肌

肩部手术后疼痛剧烈，为提供长时间镇痛，单次肌间沟臂丛阻滞常采用高浓度的长效局麻药（0.5% 布比卡因或 0.5%～0.75% 罗哌卡因）。若镇痛需求超过 24 h，可将布比卡因脂质体（Exparel®）添加到布比卡因中，镇痛作用可延长至 72 h，且无显著的运动阻滞。

对于连续神经阻滞，不论是持续输注或是自控给药，需使用较低浓度的药物。值得注意的是，连续神经阻滞需要具有完善专业知识和精细服务意识的医生来管理。一旦导管移位，则需重置。

重要提示： 对于无法耐受肺功能下降 20%（膈神经麻痹）的患者，应避免使用长效局麻药。

肌间沟臂丛阻滞的局麻药选择

单次注射（7～15 ml）		延长时间 ≥ 24 h	
麻醉	**镇痛**	**置管用于连续阻滞**	**无置管超长镇痛：布比卡因脂质体**
2%　利多卡因　±2～3 h 0.5%　罗哌卡因　±6～8 h 0.75%　罗哌卡因　±8～10 h 0.5%　布比卡因　±8～24 h	0.5%　罗哌卡因　±8～12 h 0.75%　罗哌卡因　±12～18 h 0.5%　布比卡因　±16 h+ **1 : 200 000 肾上腺素 镇痛时间延长 30%**	**方案 1**（首选）　**方案 2** 首次推注：5 ml　（当 PCRA 不可用时） 输注速度：5 ml/h　初始推注：5 ml PCRA：5 ml/h　输注速度：8～10 ml/h	**混合液** 5 ml 0.5% 布比卡因 +10 ml 1.33% Exparel® ±72 h

PCRA: 患者自控区域镇痛

局麻药选择
首次推注：0.2%～0.5% 罗哌卡因或布比卡因 输注：0.125% 布比卡因或 0.2% 罗哌卡因

爆发痛
单次推注 + 考虑增加输注速度

▶▶ 要点与流程

- 从锁骨开始扫查：从锁骨上窝向近端追踪至肌间沟更容易识别臂丛。
- 肌内 C5：C5 神经根常穿过前斜角肌。向远端追踪直至其进入肌间沟。
- 常规使用神经刺激仪：当肩胛背神经和（或）胸长神经位于中斜角肌的穿刺路径上时，可对操作者有提醒作用。
- 神经刺激过程中（0.5 mA，0.1 ms）出现意外远端运动反应时，表明针尖距神经较近，应停止进针并重新评估，以降低神经损伤的风险。
- 彩色多普勒：颈部血管丰富，在给药前应使用彩色多普勒来识别和避开穿刺路径上的血管。
- 尽可能避免从内侧到外侧进针，以降低膈神经损伤的风险。膈神经通常位于前斜角肌表面。
- C5～C6：避免在来自同一神经根的神经之间注射，可能造成神经内注射。
- 注射压力高：在高阻力的情况下切勿注射 [高注射阻力，>15 psi（103 kPa）]，注射阻力过大可能表明针尖靠近神经或神经内注射。
- 成功注射：在臂丛"鞘"内注射：①局麻药使臂丛移位；②注射部位的近端和远端可见扩散。
- 多点注射：可使阻滞更快起效，但非必要，多点注射可能会带来更高的神经损伤风险。

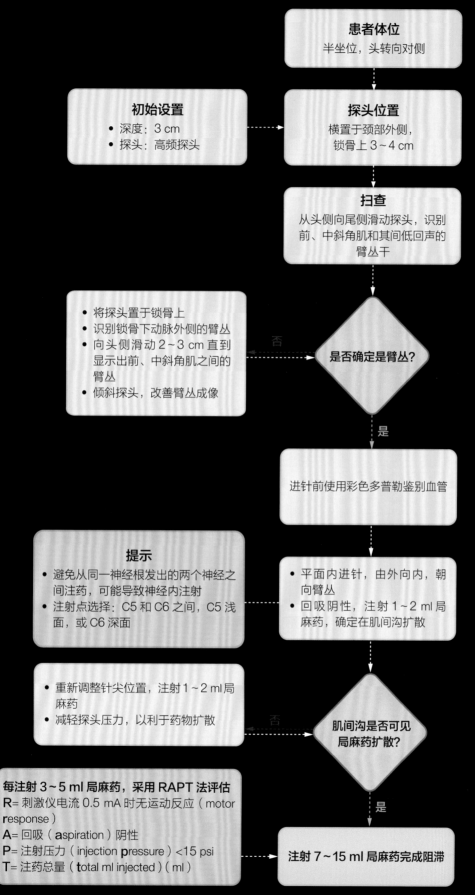

患者体位
半坐位，头转向对侧

初始设置
- 深度：3 cm
- 探头：高频探头

探头位置
横置于颈部外侧，
锁骨上 3～4 cm

扫查
从头侧向尾侧滑动探头，识别
前、中斜角肌和其间低回声的
臂丛干

- 将探头置于锁骨上
- 识别锁骨下动脉外侧的臂丛
- 向头侧滑动 2～3 cm 直到
  显示出前、中斜角肌之间的
  臂丛
- 倾斜探头，改善臂丛成像

否 ←

是否确定是臂丛?

是 ↓

进针前使用彩色多普勒鉴别血管

提示
- 避免从同一神经根发出的两个神经之
  间注药，可能导致神经内注射
- 注射点选择：C5 和 C6 之间，C5 浅
  面，或 C6 深面

- 平面内进针，由外向内，朝
  向臂丛
- 回吸阴性，注射 1～2 ml 局
  麻药，确定在肌间沟扩散

- 重新调整针尖位置，注射 1～2 ml 局
  麻药
- 减轻探头压力，以利于药物扩散

否 ←

**肌间沟是否可见
局麻药扩散?**

是 ↓

每注射 3～5 ml 局麻药，采用 RAPT 法评估
R= 刺激仪电流 0.5 mA 时无运动反应（motor
response）
A= 回吸（**a**spiration）阴性
P= 注射压力（injection **p**ressure）<15 psi
T= 注药总量（**t**otal ml injected）（ml）

注射 7～15 ml 局麻药完成阻滞

（侯渊涛 译 闫 琦 审校）

▶▶ 参考文献

- Albrecht E, Kirkham KR, Taffé P, et al: The maximum effective needle-to-nerve distance for ultrasound-guided interscalene block: an exploratory study. Reg Anesth Pain Med 2014; 39: 56-60.

- Burckett-St Laurent D, Chan V, Chin KJ: Refining the ultrasound-guided interscalene brachial plexus block: the superior trunk approach. Can J Anaesth 2014; 61: 1098-1102.

- Falcão LF, Perez MV, de Castro I, Yamashita AM, Tardelli MA, Amaral JL: Minimum effective volume of 0.5% bupivacaine with epinephrine in ultrasound-guided interscalene brachial plexus block. Br J Anaesth 2013; 110: 450-455.

- Gadsden J, Hadzic A, Gandhi K, et al: The effect of mixing 1.5% mepivacaine and 0.5% bupivacaine on duration of analgesia and latency of block onset in ultrasound-guided interscalene block. Anesth Analg 2011; 112: 471-476.

- Gautier P, Vandepitte C, Ramquet C, DeCoopman M, Xu D, Hadzic A: The minimum effective anesthetic volume of 0.75% ropivacaine in ultrasound-guided interscalene brachial plexus block. Anesth Analg 2011; 113: 951-955.

- Hussain N, Goldar G, Ragina N, Banfield L, Laffey JG, Abdallah FW. Suprascapular and Interscalene Nerve Block for Shoulder Surgery: A Systematic Review and Meta-analysis. Anesthesiology. 2017; 127(6): 998-1013.

- Madison SJ, Humsi J, Loland VJ, et al: Ultrasound-guided root/trunk (interscalene) block for hand and forearm anesthesia. Reg Anesth Pain Med 2013; 38: 226-232.

- Marhofer P, Harrop-Griffiths W, Willschke H, Kirchmair L: Fifteen years of ultrasound guidance in regional anaesthesia: part 2—recent developments in block techniques. Br J Anaesth 2010; 104: 673-683.

- McNaught A, Shastri U, Carmichael N, et al: Ultrasound reduces the minimum effective local anaesthetic volume compared with peripheral nerve stimulation for interscalene block. Br J Anaesth 2011; 106: 124-130.

- Orebaugh SL, McFadden K, Skorupan H, Bigeleisen PE: Subepineurial injection in ultrasound-guided interscalene needle tip placement. Reg Anesth Pain Med 2010; 35: 450-454.

- Renes SH, van Geffen GJ, Rettig HC, Gielen MJ, Scheffer GJ: Minimum effective volume of local anesthetic for shoulder analgesia by ultrasound-guided block at root C7 with assessment of pulmonary function. Reg Anesth Pain Med 2010; 35: 529-534.

- Soeding P, Eizenberg N: Review article: anatomical considerations for ultrasound guidance for regional anesthesia of the neck and upper limb. Can J Anaesth 2009; 56: 518-533.

- Spence BC, Beach ML, Gallagher JD, Sites BD: Ultrasound-guided interscalene blocks: understanding where to inject the local anaesthetic. Anaesthesia 2011; 66: 509-514.

- Hadzic's Peripheral Nerve Blocks and Anatomy for Ultrasound-Guided Regional Anesthesia, 3rd Edition. McGrawHill, New York, NY 2021. ISBN 978-0071717595.

- Hadzic's Textbook of Regional Anesthesia and Acute Pain Management, 2nd Edition. McGrawHill, New York, NY 2017. ISBN 978-0071717595.

03

锁骨上臂丛阻滞

▶▶ 要点速览

适应证： 肱骨、肘部、前臂和手部手术的麻醉和镇痛。

目标： 在臂丛各干、股周围注射局麻药。

患者体位： 半坐位，头转向对侧。

体表标志： 锁骨中点。

 线阵

 22 号
5 cm 短斜面针

 20~25 ml

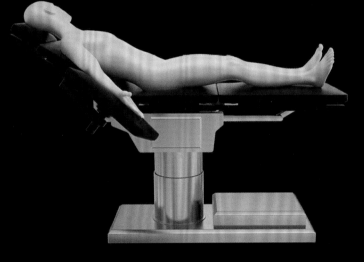

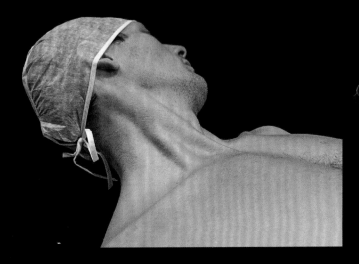

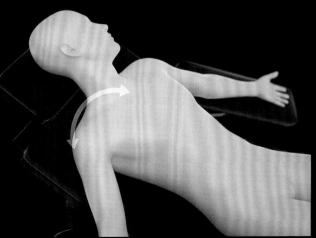

▶▶ 解剖

功能解剖

- 臂丛位于锁骨下动脉的浅外侧，这是锁骨上臂丛阻滞的主要标志。
- 锁骨下动脉位于锁骨中点后方，于前、中斜角肌之间越过第1肋前方（图1）。

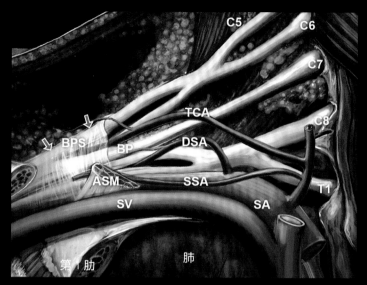

图1　臂丛及锁骨下动脉解剖。BPS，臂丛鞘；BP，臂丛；ASM，前斜角肌；SA，锁骨下动脉；SV，锁骨下静脉；SSA，肩胛上动脉；TCA，颈横动脉；DSA，肩胛背动脉

超声解剖

该阻滞的每个结构均有独特的超声影像特点（图2）：

- **锁骨下动脉：** 圆形无回声结构。
- **胸膜：** 动脉下方和两侧可见的高回声线性结构。
- **第1肋：** 位于锁骨下动脉深处的高回声线性结构，伴声影（深面无回声暗区）。
- **臂丛：** 位于动脉后方浅层，为圆形低回声结节束，分为上、中、下干。

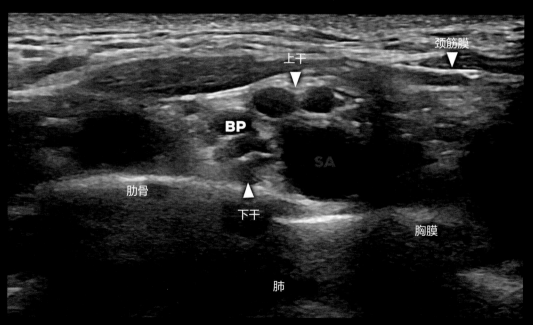

图2　臂丛（BP，箭头）在锁骨上窝的超声解剖。SA，锁骨下动脉；MSM，中斜角肌

▶▶ 阻滞范围

锁骨上臂丛阻滞可完成肩部以下手术的麻醉（图 3）。任何臂丛阻滞技术都不可能阻滞上臂内侧皮肤（肋间臂神经支配，T2）。如有必要，可在腋窝顶部进行皮下浸润来阻断 T2 分支。

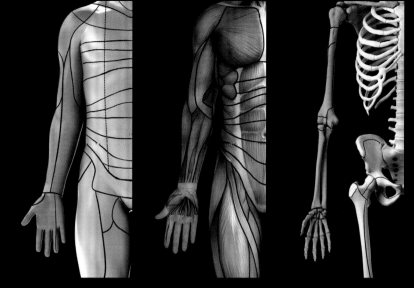

图 3　锁骨上臂丛阻滞的麻醉范围。左：皮区；中：肌区；右：骨骼

刺激臂丛的上、中、下干可诱发多种运动反应（图 4）。

使用神经刺激仪可降低神经损伤的风险。通常将神经刺激强度设置为 0.5 mA（0.1 ms），在穿刺过程中不调整电流。

若出现运动反应，则停止进针，并确定针尖位置。

0.5 mA 时出现运动反应，提示穿刺针距离神经较近或神经内注射。

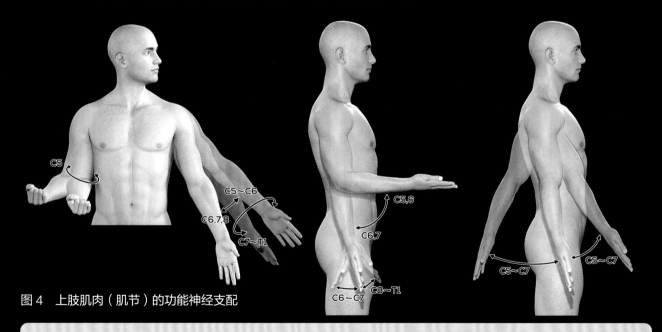

图 4　上肢肌肉（肌节）的功能神经支配

提示

- 刺激 C5 ~ C6 最常见的运动反应是肘关节屈曲（肱二头肌运动反应）。
- 刺激 C7 会导致肘关节伸展（肱三头肌运动反应），刺激 C8 ~ T1 的运动反应表现为前臂旋前、手腕屈伸和手指弯曲（最常见）。

1. 将**探头横置**在锁骨上窝，识别第 1 肋、胸膜、锁骨下动脉以及位于动脉后方浅层的多个低回声椭圆形结构（臂丛）（图 5）。

2. **运用以下方法优化超声图像：**

    ● 将探头超声束向胸部倾斜，以获得锁骨下动脉（和臂丛）的横断面图像。

    ● 一旦看到神经丛，略逆时针旋转探头可优化臂丛图像。

3. 应用彩色多普勒来识别进针路径中的血管。

4. 使用平面内技术，从外侧向内侧**进针**，深度勿深（1 cm 左右）。针头进入神经鞘常有可察觉的突破感。

5. **该阻滞需要两点注射（图 6）：**

    ● 首先在第 1 肋和下干之间注射 10 ml 局麻药，阻滞正中神经和尺神经。

    ● 重新定位穿刺针至上干和中干之间，注射 10 ml 局麻药。

    药液注射到位会使臂丛鞘扩张、臂丛移位。

6. 如上所述，分两点注射，使用 20 ~ 25 ml 局麻药**完成阻滞**。

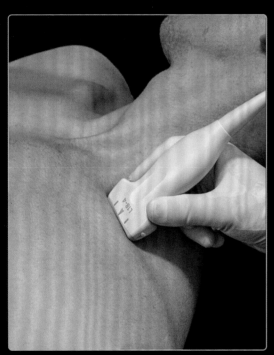 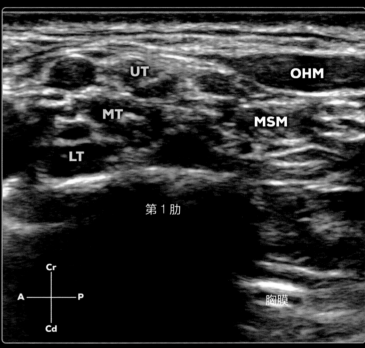

图 5　锁骨上臂丛阻滞：探头位置和超声解剖。倾斜并稍微旋转探头来优化神经成像。LT，下干；MT，中干；UT，上干；MSM，中斜角肌；OHM，肩胛舌骨肌。
A，前；P，后；Cr：头侧；Cd：尾侧

提示

识别神经丛后，在阻滞之前需降低探头压力，其目的在于：

● 更易于进针并观察平面内进针路径。

● 观察鞘内局麻药的扩散。

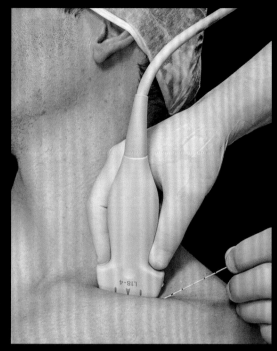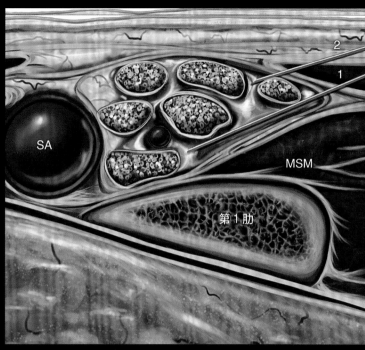

图 6　锁骨上臂丛阻滞：平面内进针的逆向超声解剖。SA，锁骨下动脉；MSM，中斜角肌

▶▶ 局麻药选择

	锁骨上臂丛阻滞的局麻药选择		
适应证	**阻滞类型**	**局麻药**	**容量**
肱骨、肘部、前臂和手部的手术	锁骨上臂丛阻滞	0.5% 布比卡因或罗哌卡因	20 ~ 25 ml

▶▶ 要点与流程

● 进针前**务必使用彩色多普勒扫查**进针路径上的血管情况（分辨肩胛背动脉、颈横动脉、肩胛上动脉等）。

● **臂丛**在此位置较浅。因此，进针深度不应超过 1 cm。

● 使用水分离技术可监测针尖位置，避免进针过深。

● 对于无法耐受呼吸功能下降 20% 且需行上肢手术的患者，腋窝或锁骨下阻滞更安全。

● **气胸**是一种罕见但严重的并发症。为降低气胸风险，必须保证进针路径实时可视。

患者体位
半坐位，头转向对侧

初始设置
- 深度：3 cm
- 探头：高频

探头位置
斜矢状位放置于锁骨上窝并与锁骨平行

- 锁骨下动脉为圆形无回声结构，臂丛位于其浅外侧，为圆形低回声结构
- 锁骨下动脉深处的线性高回声结构为胸膜和第1肋

扫查
- 向内侧/外侧滑动探头以观察动脉，适当向头侧/尾侧倾斜探头来优化成像
- 使用彩色多普勒来识别动脉

- 顺时针旋转探头，交替施压于探头的前缘或后缘（跟趾手法）
- 沿着肌间沟向头侧或尾侧扫查，以识别臂丛结构

否

是否确定是锁骨下动脉和臂丛？

是

提示
进针前使用彩色多普勒识别动静脉

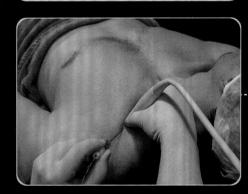

每注射 3~5 ml 局麻药，采用 RAPT 法评估

R= 刺激仪电流 0.5 mA 时无运动反应
A= 回吸阴性
P= 注射压力 <15 psi（约 103 kPa）
T= 注药总量（ml）

平面内进针，由外向内，朝向臂丛
1）在第1肋和下干之间注射 10 ml 局麻药
2）重新定位，在上干、中干之间注射 10 ml 局麻药

（侯渊涛 译　闫　琦　审校）

▶▶ 参考文献

- Abell DJ, Barrington MJ. Pneumothorax after ultrasound-guided supraclavicular block: presenting features, risk, and related training. Reg Anesth Pain Med 2014; 39: 164-167.

- Aguirre J, Ekatodramis G, Ruland P, Borgeat A. Ultrasound-guided supraclavicular block: is it really safer? Reg Anesth Pain Med. 2009; 34: 622.

- Aguirre O, Tobos L, Reina MA, Sala-Blanch X. Upper trunk block: description of a supraclavicular approach of upper trunk at the points of its division. BJA. 2016; 117: 6, 823-824.

- Albrecht E, Mermoud J, Fournier N, Kern C, Kirkham KR. A systematic review of ultrasound-guided methods for brachial plexus blockade. Anaesthesia. 2016; 71, 213-227.

- Arab SA, Alharbi MK, Nada EM, Alrefai DA, Mowafi HA: Ultrasound-guided supraclavicular brachial plexus block: single versus triple injection technique for upper limb arteriovenous access surgery. Anesth Analg 2014; 118: 1120-1125.

- Chan VW, Perlas A, Rawson R, Odukoya O. Ultrasound-guided supraclavicular brachial plexus block. Anesth Analg. 2003; 97: 1514-1517.

- Cornish P. Supraclavicular block—new perspectives. Reg Anesth Pain Med. 2009; 34: 607-608.

- Duggan E, El Beheiry H, Perlas A, et al. Minimum effective volume of local anesthetic for ultrasound-guided supraclavicular brachial plexus block. Reg Anesth Pain Med. 2009; 34: 215-218.

- Fang G, Wan L, Li S, Luo A. An optimal dose of ropivacaine for ultrasound-guided supraclavicular brachial plexus block: A biased coin design. Eur J Anaesthesiol. 2021; 38(2): 186-187.

- Fredrickson MJ, Patel A, Young S, Chinchanwala S. Speed of onset of 'corner pocket supraclavicular' and infraclavicular ultrasound-guided brachial plexus block: a randomised observer-blinded comparison. Anaesthesia. 2009; 64: 738-744.

- Liu M, Peng P. Supraclavicular Brachial Plexus Block in the Presence of a Cervical Rib. Anesthesiology. 2017; 126(5): 979.

- Macfarlane AJ, Perlas A, Chan V, Brull R. Eight ball, corner pocket ultrasound-guided supraclavicular block: avoiding a scratch. Reg Anesth Pain Med. 2008; 33: 502-503.

- Manickam BP, Oosthuysen SA, Parikh MK. Supraclavicular brachial plexus block-variant relation of brachial plexus to subclavian artery on the first rib. Reg Anesth Pain Med. 2009; 34: 383-384.

- Morfey D, Brull R. Ultrasound-guided supraclavicular block: What is intraneural? Anesthesiology. 2010; 112: 250-251.

- Morfey DH, Brull R. Finding the corner pocket: landmarks in ultrasound-guided supraclavicular block. Anaesthesia. 2009; 64: 1381.

- Murata H, Sakai A, Hadzic A, Sumikawa K. The presence of transverse cervical and dorsal scapular arteries at three ultrasound probe positions commonly used in supraclavicular brachial plexus blockade. Anesth Analg 2012; 115: 470-473.

- Murata H, Sakai A, Sumikawa K. A venous structure anterior to the brachial plexus in the supraclavicular region. Reg Anesth Pain Med 2011; 36: 412-413.

- Samet R, Villamater E. Eight ball, corner pocket for ultrasound-guided supraclavicular block: high risk for a scratch. Reg Anesth Pain Med. 2008; 33: 87.

- Snaith R, Dolan J. Preprocedural color probe Doppler scanning before ultrasound-guided supraclavicular block. Anesth Pain Med 2010; 35: 223.

- Techasuk W, González AP, Bernucci F, Cupido T, Finlayson RJ, Tran DQ. A randomized comparison between double- injection and targeted intracluster-injection ultrasound-guided supraclavicular brachial plexus block. Anesth Analg 2014; 118: 1363-1369.

- Tran de QH, Munoz L, Zaouter C, Russo G, Finlayson RJ. A prospective, randomized comparison between single- and double injection, ultrasound-guided supraclavicular brachial plexus block. Reg Anesth Pain Med. 2009; 34: 420-424.

- Hadzic's Peripheral Nerve Blocks and Anatomy for Ultrasound-Guided Regional Anesthesia, 3rd Edition. McGrawHill, New York, NY 2021. ISBN 978-0071717595.

- Hadzic's Textbook of Regional Anesthesia and Acute Pain Management, 2nd Edition. McGrawHill, New York, NY 2017. ISBN 978-0071717595.

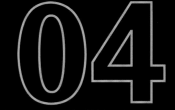

04

锁骨下臂丛阻滞

▶▶ 要点速览

适应证：上臂、肘部、前臂和手部手术的麻醉和镇痛。

目标：局麻药在腋动脉周围扩散。

患者体位：仰卧，头转向对侧。上肢外展 90°，肘部屈曲。该体位可抬高锁骨，拉伸胸肌，缩短了从皮肤到神经丛的深度，有利于胸肌和臂丛各束的超声成像。

体表标志：锁骨和喙突。

 线阵

 22 号
5~10 cm 短斜面针

20~25 ml

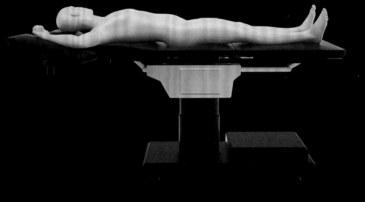

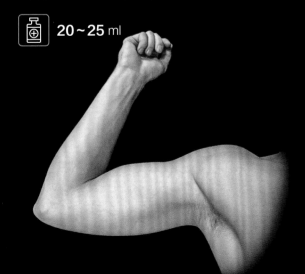

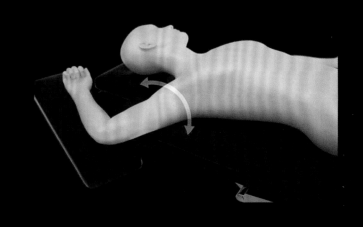

功能解剖

臂丛束通过腋动脉外侧的肋锁间隙进入腋窝（图1）。

神经束在腋动脉周围呈环形排列，走行于胸大肌和胸小肌深面。

臂丛神经的**三束**环绕腋动脉，根据其与动脉的位置关系命名为：外侧束、后束和内侧束。

腋动脉周围的神经束位置解剖变异很大（图2）。

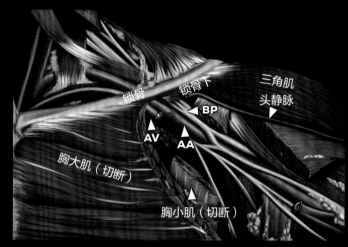

图1 锁骨上方及下方的臂丛解剖。BP，臂丛；AA，腋动脉；AV，腋静脉

提示

● 通常不能通过超声观察到臂丛所有束。

● 局麻药注射在腋动脉后方并在动脉周围呈"U"形分布即为成功阻滞。

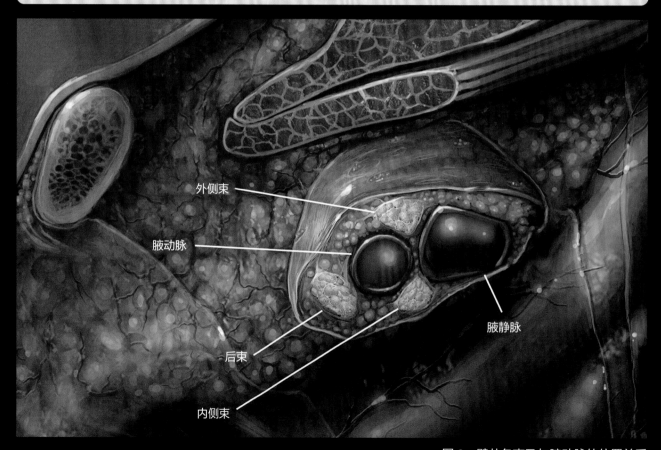

外侧束

腋动脉

后束

内侧束

腋静脉

图2 臂丛各束及与腋动脉的位置关系

▸▸ 阻滞范围

- 锁骨下臂丛阻滞可满足肩部以下手臂的麻醉（图3）。
- 尽管腋神经也可被阻滞，但仅靠此技术无法实现肩部完善的麻醉和镇痛。
- 同其他臂丛阻滞技术一样，锁骨下臂丛阻滞无法阻滞上臂内侧皮肤（该部位为肋间臂神经支配，来源于T2）。

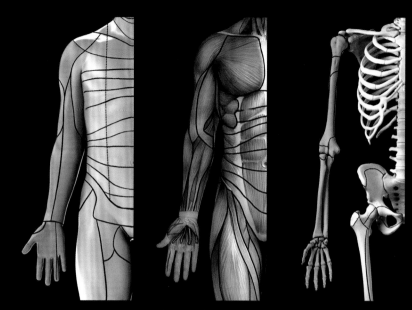

图3 锁骨下臂丛阻滞的麻醉范围。左：皮区；中：肌区；右：骨骼

运动反应

外侧束： 刺激后的运动反应是前臂旋前、手指屈曲、拇指屈曲和对掌动作（图4）。

外侧束分支包括：

- 胸外侧神经，支配胸大肌。
- 肌皮神经（C5、C6和C7），支配肱二头肌。
- 正中神经，部分来自C5~C7，另一部分来自内侧束（C7~T1）。

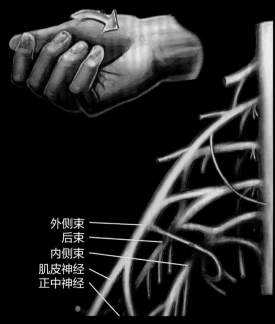

外侧束
后束
内侧束
肌皮神经
正中神经

图4 刺激外侧束的运动反应

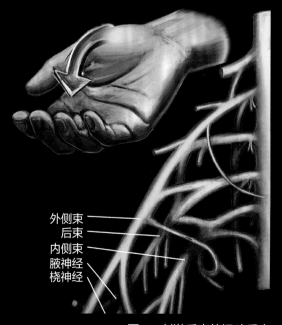

外侧束
后束
内侧束
腋神经
桡神经

图5 刺激后束的运动反应

后束： 刺激后的运动反应为拇指外展、手腕及手指背伸（图5）。

后束分支包括：

- 肩胛下神经（C5~C6）：支配肩袖的肩胛下肌、大圆肌。
- 胸背神经（C6~C8）：支配背阔肌。
- 腋神经（C5~C6）：支配肩关节，支配三角肌、小圆肌和肱三头肌长头的运动。
- 桡神经（C5~C8，T1）：支配肱三头肌、肱桡肌、手指和手腕的伸肌、旋后肌以及拇指的伸肌和外展肌。

内侧束： 刺激后的运动反应为第4指和第5指的收缩和拇指内收（尺神经）、前三根手指的弯曲以及拇指的对掌运动（正中神经）（图6）。

内侧束分支包括：

- 胸内侧神经（C8~T1）：支配胸肌。
- 臂内侧皮神经（T1）。
- 前臂内侧皮神经（C8~T1）。
- 正中神经，部分来自C7、C8和T1，另一部分来自外侧束。
- 尺神经（C8~T1，偶尔来自C7）。

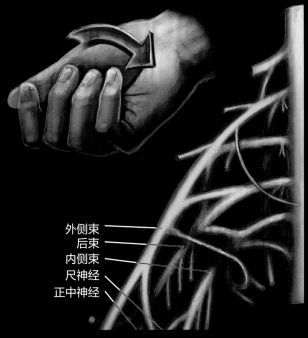

外侧束 ————
后束 ————
内侧束 ————
尺神经 ————
正中神经 ————

图6 刺激内侧束的运动反应

▶▶ 阻滞技术

探头位置

将探头矢状位放置于锁骨下方，靠近喙突（图7）。

扫查技术

- 下压探头，并缓慢地向外侧/内侧扫查，识别胸小肌筋膜及其下方的腋动脉（AA）——通常深度为3~5cm。
- **注意：** 臂丛、外侧束（LC）、内侧束（MC）和后束（PC）表现为高回声结构，围绕腋动脉，但并非所有神经束均能较好地成像。

进针方法

1. 从头侧向尾侧平面内进针，穿刺点正位于锁骨下方。
2. 将穿刺针指向腋动脉（AA）深面，同时避开外侧束（LC）。
3. 注射1~2ml局麻药，以确认针尖位于腋动脉深面（图8）。
4. 成年患者需注射20~25ml局麻药完成阻滞。

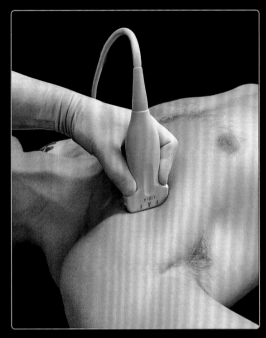
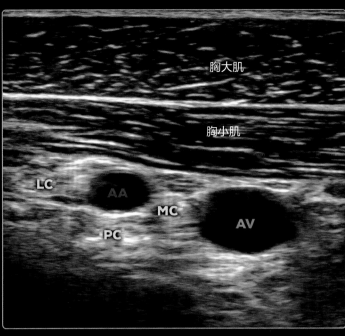

图7　锁骨下臂丛阻滞：探头位置和超声解剖。AA，腋动脉；AV，腋静脉；LC，外侧束；MC，内侧束；PC，后束

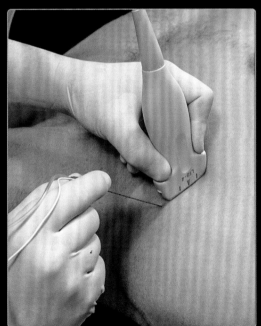
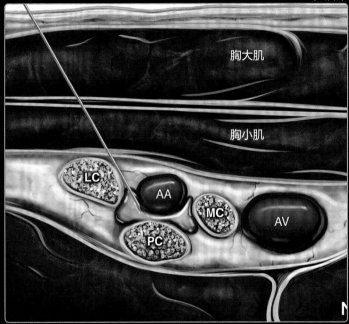

图8　锁骨下臂丛阻滞：平面内进针的逆向超声解剖。AA，腋动脉；AV，腋静脉；LC，外侧束；MC，内侧束；PC，后束

提示

- 理想的局麻药扩散应包绕外侧束和内侧束。当不能做到这一点时，在各束所在位置进行多点注射，使局麻药在各个平面扩散，从而更好地包绕臂丛。
- **重要提示：**在注射局麻药之前，减轻探头压力，利于药液在动脉周围扩散。
- 使用神经刺激仪（0.5 mA，0.1 ms）有助于发现穿刺针触碰神经，降低神经损伤风险。
- 外侧束的运动反应（前臂或手腕屈曲）最常见。

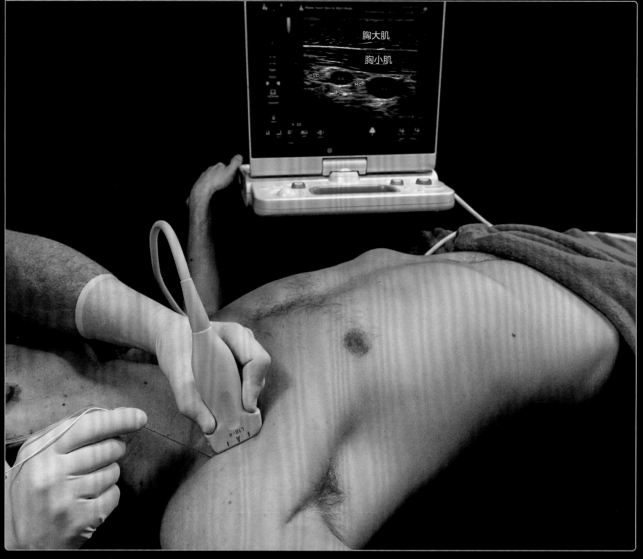

图 9　显示屏中的超声解剖

▶▶ 局麻药选择

锁骨下臂丛阻滞的局麻药选择			
适应证	阻滞类型	局麻药	容量
上臂、肘部、前臂和手部的手术	肋锁间隙或 锁骨下臂丛阻滞	2% 利多卡因 0.5% 布比卡因或罗哌卡因	20～25 ml

患者体位

仰卧或半坐位，手臂外展 90°，肘部屈曲

初始设置
- 深度：4～5 cm
- 探头：线阵（高频）

探头位置

矢状位放置于喙突内侧、锁骨下方

- 胸肌表现为低回声结构
- 腋窝血管表现为肌肉深处的无回声结构
- 臂丛各束为位于动脉外侧、内侧和后方的高回声结构

扫查

滑动并倾斜探头，直至识别动脉和臂丛各束

- 增加深度，尤其是脂肪组织较多或胸肌发达的患者
- 对探头施加更大的压力并向内 - 外侧倾斜探头
- 使用彩色多普勒帮助识别腋动脉

否 ◄····

是否确认动脉和臂丛?

是

进针前使用彩色多普勒识别动静脉

- 由头侧向尾侧平面内进针，穿刺针指向动脉后方
- 注射 1～2 ml 局麻药，确定针尖位置正确

提示
- 重新定位针尖
- 可能需要额外的注射来完成阻滞
- 给药时应避免改变探头压力，降低血管内注射的风险

否 ◄····

局麻药是否沿动脉周围扩散至臂丛三束?

是

每注射 3～5 ml 局麻药，采用 RAPT 法评估

R= 刺激仪电流 0.5 mA 时无运动反应
A= 回吸阴性
P= 注射压力 <15 psi
T= 注药总量（ml）

注射 20～25 ml 局麻药完成阻滞

（侯渊涛 译 闫 琦 审校）

- Auyong DB, Gonzales J, Benonis JG: The Houdini clavicle: Arm abduction and needle insertion site adjustment improves needle visibility for the infraclavicular nerve block. Reg Anesth Pain Med 2010; 35: 402-406.

- Benkhadra M, Faust A, Fournier R, Aho LS, Girard C, Feigl G: Possible explanation for failures during infraclavicular block: an anatomical observation on Thiel's embalmed cadavers. Br J Anaesth 2012; 109: 128-129.

- Brenner D, Mahon P, Iohom G, Cronin M, Flynn CO, Shorten G: Fascial layers influence the spread of injectate during ultrasound-guided infraclavicular brachial plexus block : a cadaver study. Br J Anaesth 2018; 121: 876-882.

- Brull R, McCartney CJ, Chan VW: A novel approach to infraclavicular brachial plexus block: the ultrasound experience. Anesth Analg 2004; 99: 950.

- Desgagne M, Le S, Dion N, Brassard J, Nicole PC: A comparison of a single or triple injection technique for ultrasound-guided infraclavicular block: A prospective randomized controlled study. Anesth Analg 2009; 109: 668-772.

- Dolan J: Fascial planes inhibiting the spread of local anesthetic during ultrasound-guided infraclavicular brachial plexus block are not limited to the posterior aspect of the axillary artery. Reg Anesth Pain Med 2009; 34: 612-613.

- Fredrickson MJ, Wolstencroft P, Kejriwal R, Yoon A, Boland MR, Chinchanwala S: Single versus triple injection ultrasound-guided infraclavicular block: Confirmation of the effectiveness of the single injection technique. Anesth Analg 2010; 111: 1325-1327.

- Gaertner E, Estebe JP, Zamfir A, Cuby C, Macaire P: Infraclavicular plexus block: Multiple injection versus single injection. Reg Anesth Pain Med 2002; 27: 590-594.

- Hebbard P, Royse C: Ultrasound-guided posterior approach to the infraclavicular brachial plexus. Anaesthesia 2007; 62: 2007.

- Ootaki C, Hayashi H, Amano M. Ultrasound-guided infraclavicular brachial plexus block: an alternative technique to anatomical land-mark-guided approaches. Reg Anesth Pain Med. 2000; 25: 600-604.

- Ruíz A, Sala X, Bargallo X, Hurtado P, Arguis MJ, Carrera A: The influence of arm abduction on the anatomic relations of infraclavicular brachial plexus: An ultrasound study. Anesth Analg 2009; 108: 364-366.

- Sauter AR, Dodgson MS, Stubhaug A, Halstensen AM, Klaastad Ø. Electrical nerve stimulation or ultrasound guidance for lateral sagittal infraclavicular blocks: a randomized, controlled, observer-blinded, comparative study. Anesth Analg. 2008 Jun; 106: 1910-1915.

- Steen-Hansen C, Rothe C, Lange KHW, Lundstrøm LH. Effect of a lateral infraclavicular brachial plexus block on the axillary and suprascapular nerves as determined by electromyography – a cohort study. Anaesthesia.

- Tran DQH, Bertini P, Zaouter C, Muñoz L, Finlayson RJ: A Prospective, randomized comparison between Single- and double-injection ultrasound-guided infraclavicular brachial plexus block. Reg Anesth Pain Med 2010; 35: 16-21.

- Tran DQ, Dugani S, Dyachenko A, Correa JA, Finlayson RJ: Minimum effective volume of lidocaine for ultrasound-guided infraclavicular block. Reg Anesth Pain Med 2011; 36: 190-194.

- Hadzic's Peripheral Nerve Blocks and Anatomy for Ultrasound-Guided Regional Anesthesia, 3rd Edition. McGrawHill, New York, NY 2021. ISBN 978-0071717595.

- Hadzic's Textbook of Regional Anesthesia and Acute Pain Management, 2nd Edition. McGrawHill, New York, NY 2017. ISBN 978-0071717595.

05

肋锁间隙臂丛阻滞

▶▶ 要点速览

适应证： 与传统锁骨下臂丛阻滞类似，可满足上臂、肘关节、前臂和手部手术的麻醉和镇痛，也可满足肩部手术的镇痛。

目标： 局麻药在臂丛三束间扩散。

患者体位： 仰卧位，头转向对侧，同侧手臂外展呈 90°（如条件允许）。

体表标志： 锁骨中点和喙突。

 线阵　　 **22** 号
5 cm 短斜面针

 15～20 ml

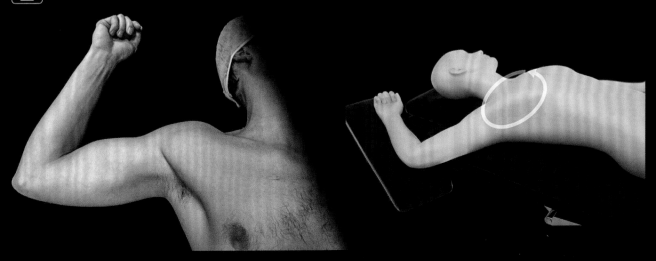

功能解剖

臂丛干在肋锁间隙处汇聚成束,位于锁骨下肌和前锯肌之间,腋动脉外侧(图1)。

臂丛各束向远端走行于胸肌(锁骨下水平)深面时逐渐分开并包绕腋动脉。

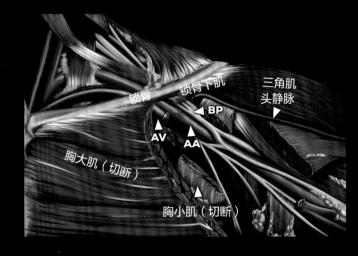

图1 锁骨下臂丛解剖。注意臂丛三束与腋动脉的相邻关系。BP,臂丛;AV,腋静脉;AA,腋动脉

断层解剖和超声影像

- 在肋锁间隙水平,臂丛三束与腋动脉位置关系相对固定。

- 神经束显像为腋动脉外侧的高回声圆形结构,外侧束最为表浅,后束及内侧束分别位于外侧及内侧(图2)。

- 第2肋位于前锯肌深面。腋静脉在锁骨下肌深面、腋动脉内侧,超声下表现为可被压瘪的低回声结构。

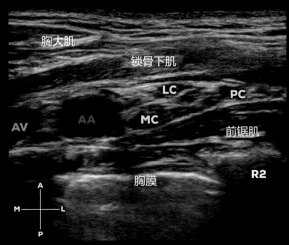

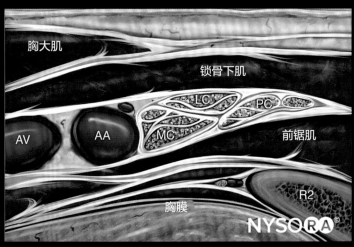

图2 肋锁间隙臂丛的超声解剖和逆向超声解剖。AA,腋动脉;AV,腋静脉;MC,内侧束;LC,外侧束;PC,后束;R2,第2肋

阻滞范围

该阻滞可满足肩部以下手臂手术的麻醉（图3）。与其他入路臂丛阻滞一样，上臂内侧的皮肤难以阻滞（其由肋间臂神经支配，T2）。

必要时，可在腋窝远端臂内侧皮下注射局麻药以达到阻滞效果。

> **提示**
>
> 通常，止血带疼痛不需要额外的局部皮下阻滞，其疼痛主要来源于肌肉的缺血反应，肋锁间隙神经阻滞足以满足其要求。

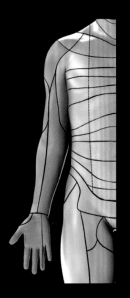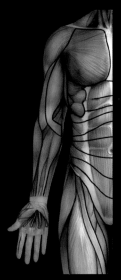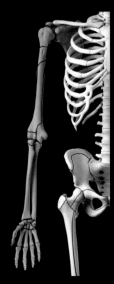

图3 肋锁间隙臂丛阻滞的麻醉范围。
左：皮区；中：肌区；右：骨骼

阻滞技术

扫查方法

- 将探头横置于锁骨下缘并靠近锁骨下窝内侧以识别腋动脉（AA）（图4，图5）。
- 向头侧倾斜探头使超声束垂直于神经和血管。该手法可使位于腋动脉外侧的臂丛束显影更清晰。
- 超声下神经束为高回声椭圆形结构，呈三角形排布。

进针方法及路径

- 平面内进针，由外向内，针尖朝向三个神经束之间（外侧束和后束之间最佳）。
- 回吸无血后，注射 1~2 ml 局麻药以确认合适的针尖位置（图6）。
- 注射 15~20 ml 局麻药完成阻滞。

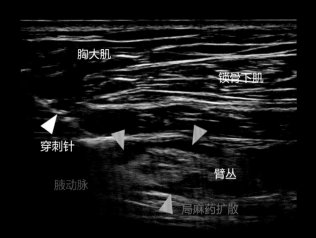

图4

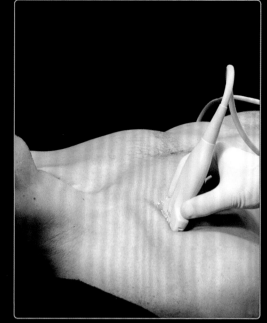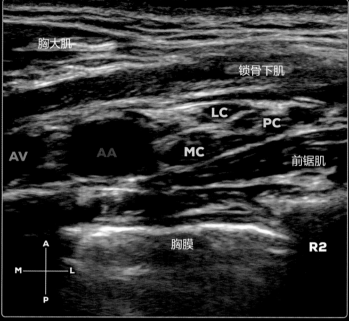

图 5　肋锁间隙臂丛阻滞：探头位置和超声解剖。AA，腋动脉；AV，腋静脉；MC，内侧束；LC，外侧束；PC，后束；R2，第 2 肋

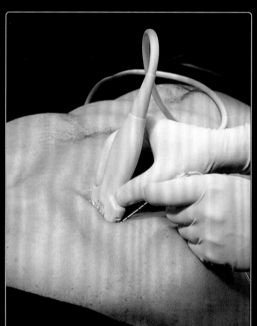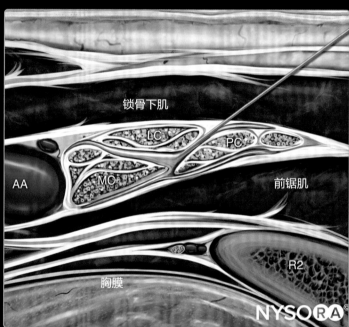

图 6　肋锁间隙臂丛阻滞：平面内进针的逆向超声解剖。AA，腋动脉；MC，内侧束；LC，外侧束；PC，后束；R2，第 2 肋

提示

- 理想的药物扩散可使臂丛的内侧束、外侧束、后束清晰分离。
- 通常有结缔组织间隔将外侧束和内侧束、后束分隔开来，因此需要对两个间隔分别进行阻滞。外侧束部分注射 5 ml，余注射 10～15 ml。
- **替代方法：** 平面内技术从内侧向外侧进针，进入腋动脉与外侧束之间给药（图 7）。

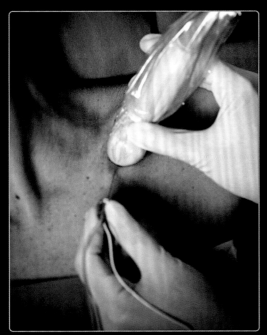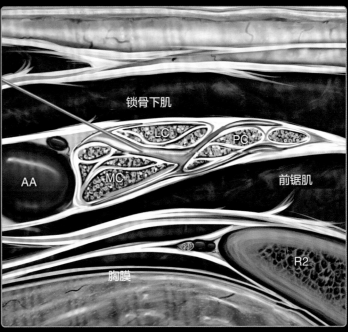

图 7 替代方法（由内侧向外侧进针）。AA，腋动脉；MC，内侧束；LC，外侧束；PC，后束；R2，第 2 肋

▶▶ 局麻药选择

肋锁间隙臂丛阻滞的局麻药选择			
适应证	**阻滞类型**	**局麻药**	**容量**
上臂、肘关节、前臂以及手部的手术	肋锁间隙或锁骨下臂丛阻滞	0.5% 布比卡因或罗哌卡因	15~20 ml

▶▶ 要点与流程

- 向头侧倾斜探头并适当施压有助于图像优化。
- 注射前释放施加于探头的压力并使用彩色多普勒确认头静脉和胸肩峰动脉的位置。
- 每注药 3~5 ml 回吸 1 次以降低血管内注射的风险。
- 如果给药压力高 [> 15 psi（103kPa）]，请停止注药。
- 该入路的深度和解剖位置使其更适合放置臂丛阻滞导管。

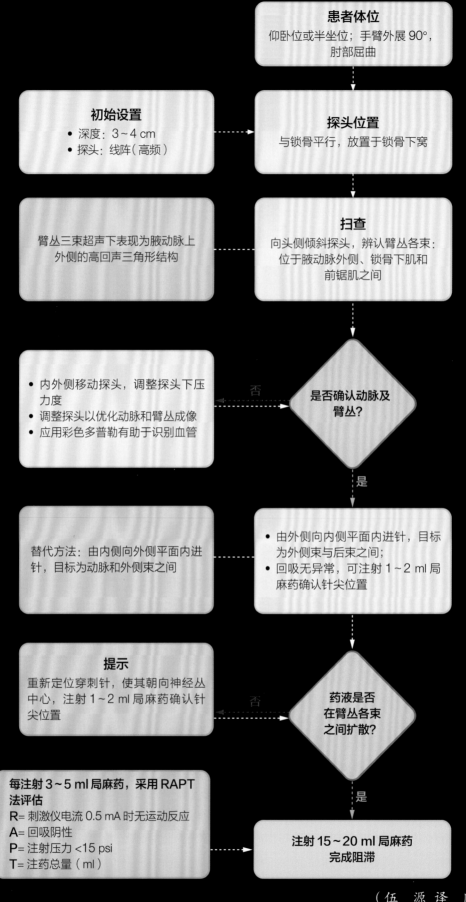

患者体位
仰卧位或半坐位；手臂外展 90°，肘部屈曲

初始设置
- 深度：3~4 cm
- 探头：线阵（高频）

探头位置
与锁骨平行，放置于锁骨下窝

臂丛三束超声下表现为腋动脉上外侧的高回声三角形结构

扫查
向头侧倾斜探头，辨认臂丛各束：位于腋动脉外侧、锁骨下肌和前锯肌之间

- 内外侧移动探头，调整探头下压力度
- 调整探头以优化动脉和臂丛成像
- 应用彩色多普勒有助于识别血管

否 ← **是否确认动脉及臂丛？**

是

替代方法：由内侧向外侧平面内进针，目标为动脉和外侧束之间

- 由外侧向内侧平面内进针，目标为外侧束与后束之间；
- 回吸无异常，可注射 1~2 ml 局麻药确认针尖位置

提示
重新定位穿刺针，使其朝向神经丛中心，注射 1~2 ml 局麻药确认针尖位置

否 ← **药液是否在臂丛各束之间扩散？**

是

每注射 3~5 ml 局麻药，采用 RAPT 法评估
R= 刺激仪电流 0.5 mA 时无运动反应
A= 回吸阴性
P= 注射压力 <15 psi
T= 注药总量（ml）

注射 15~20 ml 局麻药完成阻滞

（伍　源译　闫　琦审校）

▶▶ 参考文献

● Aliste J, Bravo D, Layera S, Fernández D, Jara Á, Maccioni C, Infante C, Finlayson RJ, Tran Q. Randomized comparison between interscalene and costoclavicular blocks for arthroscopic shoulder surgery. Reg Anesth Pain Med. 2019.

● Karmakar, Manoj Kumar, Sala-Blanch X, Songthamwat B, Tsui B. Benefits of the Costoclavicular Space for Ultrasound-Guided Infraclavicular Brachial Plexus Block Description of a Costoclavicular Approach. Reg Anesth Pain Med. 2015; 40(3): 287-288.

● Kewlani A, Bhatia N, Makkar JK, Kumar V. Median Effective Volume of 0.5% Ropivacaine for Ultrasound-guided Costoclavicular Block. Anesthesiology. 2021; 134(4): 617-625.

● Koyyalamudi V, Langley NR, Harbell MW, Kraus MB, Craner RC, Seamans DP. Evaluating the spread of costoclavicular brachial plexus block: an anatomical study. Reg Anesth Pain Med. 2021; 46(1): 31-34.

● Layera S, Aliste J, Bravo D, et al. Single- versus double-injection costoclavicular block: a randomized comparison. Reg Anesth Pain Med. 2020; 45(3): 209-213.

● Li JW, Songthamwat B, Samy W, Sala-Blanch X, Karmakar MK. Ultrasound-guided costoclavicular brachial plexus block sonoanatomy, technique, and block dynamics. Reg Anesth Pain Med. 2017; 42(2): 233-240.

● Monzó E, Hadzic ACostoclavicular approach to the brachial plexus block: simple or double injection? Reg Anesth Pain Med 2020; 45: 158-159.

● Murata H, Hida K, Ogami-Takamura K, Hara T. Importance of careful identification of the axillary vessels during ultrasound-guided costoclavicular brachial plexus block. Reg Anesth Pain Med. 2019; 44(1): 138-140.

● Sala-Blanch X, Reina MA, Pangthipampai P, Karmakar MK. Anatomic basis for brachial plexus block at the costoclavicular space: A cadaver anatomic study. Reg Anesth Pain Med. 2016; 41(3): 387-91.

● Sivakumar RK, Areeruk P, Karmakar MK. Aberrant vascular anatomy at the costoclavicular space: a word of caution for costoclavicular brachial plexus block. Reg Anesth Pain Med. 2021; 46(1): 95-96.

● Sotthisopha T, Elgueta MF, Samerchua A, Leurcharusmee P, Tiyaprasertkul W, Gordon A, et al. Minimum Effective Volume of Lidocaine for Ultrasound-Guided Costoclavicular Block. Reg Anesth Pain Med. 2017; 42(5): 571-574.

● Wong MH, Karmakar MK, Mok LYH, Songthamwat B, Samy W. Minimum effective volume of 0.5% ropivacaine for ultrasound-guided costoclavicular brachial plexus block: A dose finding study. Eur J Anaesthesiol. 2020; 37(9): 780-786.

● Hadzic's Peripheral Nerve Blocks and Anatomy for Ultrasound-Guided Regional Anesthesia, 3rd Edition. McGrawHill, New York, NY 2021. ISBN 978-0071717595.

● Hadzic's Textbook of Regional Anesthesia and Acute Pain Management, 2nd Edition. McGrawHill, New York, NY 2017. ISBN 978-0071717595.

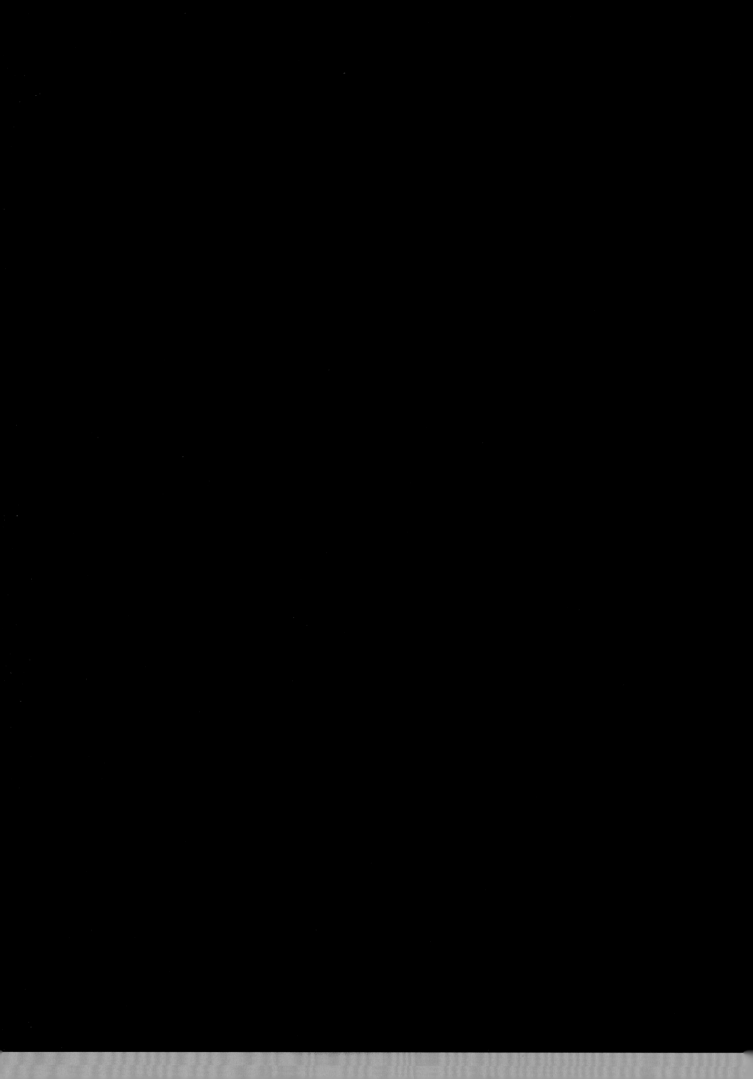

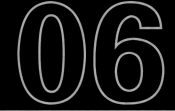

06

腋路臂丛阻滞

▶▶ 要点速览

适应证： 肘关节、前臂和手部手术的麻醉和镇痛。

目标： 局麻药在腋动脉周围（上/下）均匀扩散。

患者体位： 仰卧位，头转向患肢对侧，同侧手臂外展 90° 暴露腋窝，方便操作。

体表标志： 腋窝水平的三角胸肌沟（三角肌和胸大肌之间的凹陷部位）、肱二头肌。

 线阵

 22～23 号 **5** cm 短斜面针

20 ml（动脉上方 **8** ml，下方 **8** ml，肌皮神经 **4** ml）

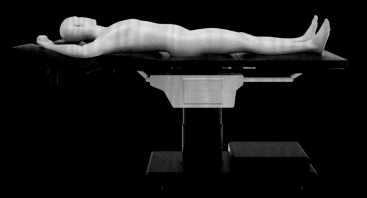

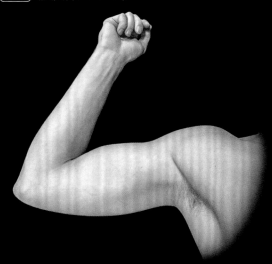

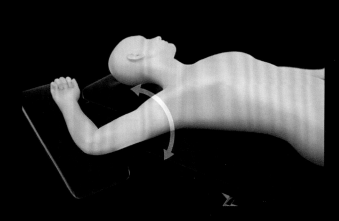

功能解剖

臂丛终末支在腋窝近端由各束发出，包括腋神经、臂内侧皮神经（MbCN）、前臂内侧皮神经（MaCN）、肌皮神经（McN）、尺神经（UN）、正中神经（MN）以及桡神经（RN）。

尺神经、正中神经和桡神经多位于臂丛鞘内，而臂内侧皮神经和前臂内侧皮神经分布变异较大，可在鞘内或鞘外。

肌皮神经通常在神经鞘外，多见于肱二头肌和喙肱肌之间或喙肱肌肌内。

腋路臂丛附近的肌肉主要有：

- 肱二头肌（前部浅层）
- 楔形的喙肱肌（前部深层）
- 大圆肌和背阔肌的联合肌腱（后内侧）

> **提示**
>
> 尺神经、正中神经和桡神经分布在臂丛鞘内，腋动脉周围（图1）。以上解剖特点决定了臂丛阻滞的基础：在动脉周围注射局麻药，使药液进入腋鞘。

▼ 臂丛鞘

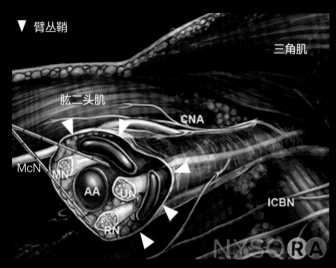

图1　腋路臂丛。CNA，上肢皮神经；MN，正中神经；RN，桡神经；UN，尺神经；McN，肌皮神经；AA，腋动脉；ICBN，肋间臂神经；CBM，喙肱肌

超声解剖

- 探头平行于腋窝皱襞，可见位于皮下1~3cm的腋动脉。
- 正中神经、尺神经及桡神经表现为椭圆形高回声结构。
- 肌皮神经则为低回声椭圆形结构，其高亮边缘由肱二头肌和喙肱肌的筋膜结构组成。
- 大圆肌和背阔肌的联合肌腱构成三角形臂丛鞘的底边（图2）。

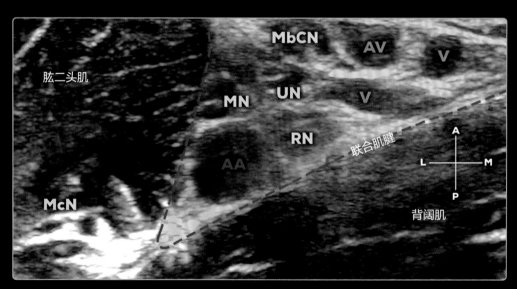

图2　腋路臂丛阻滞的超声解剖。MN，正中神经；UN，尺神经；RN，桡神经；McN，肌皮神经；AV，腋静脉；AA，腋动脉；MbCN，臂内侧皮神经；V，静脉。━━ 虚线表示腋路臂丛鞘。A，前；P，后；L，外侧；M，内侧

▶▶ 阻滞范围

    腋路臂丛（包括肌皮神经）阻滞可以完成从上臂中段至手部的麻醉（图3）。需注意，腋路臂丛阻滞无法有效阻滞三角肌上方和上臂内侧的皮肤，因为该区域由位于臂丛鞘外的腋神经和肋间臂神经支配。

> **提示**
>
> 通常，止血带疼痛不需要额外的局部皮下阻滞，其主要来源于肌肉的缺血反应，腋路臂丛阻滞足以满足其要求。

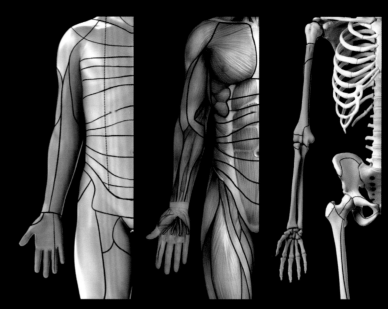

图3　腋路臂丛阻滞的麻醉范围。左：皮区；中：肌区；右：骨骼

▶▶ 阻滞技术

扫查方法

1. 将探头横置于胸大肌和肱二头肌止点的交叉处，切忌将探头置于腋窝过高处（图4）。探头需垂直于肱骨而非指向腋窝。
2. 皮下1~3 cm处可识别腋动脉。
3. 来回滑动探头有助于识别重要结构：
   - 腋动脉（AA）。
   - 联合肌腱。
   - 包含正中神经（MN）、尺神经（UN）、桡神经（RN）的神经血管鞘。
   - 肌肉及肌皮神经（McN）。

进针方法及路径

    平面内进针，由外向内，朝向腋动脉后缘（图5）：

1. 首先在腋动脉下方注射局麻药8 ml，以减少解剖结构的移位或重构。
2. 接下来调整针尖位置，朝腋动脉上方注射局麻药8 ml。
3. 单独在肌皮神经周边注射局麻药4 ml。

    根据臂丛在腋动脉周围分布的情况以及首针局麻药的扩散效果，臂丛阻滞可通过**1~4点**注射完成。

    由于解剖变异，腋路臂丛阻滞通常需要认真考虑进针方案。

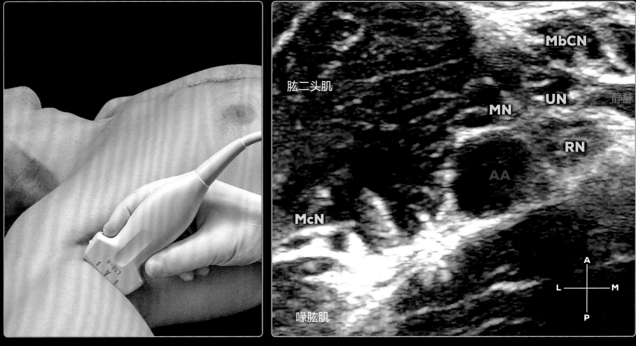

图 4 腋路臂丛阻滞：探头位置及超声解剖。AA，腋动脉；McN，肌皮神经；MN，正中神经；UN，尺神经；RN，桡神经；MbCN，臂内侧皮神经。A，前；P，后；L，外侧；M，内侧

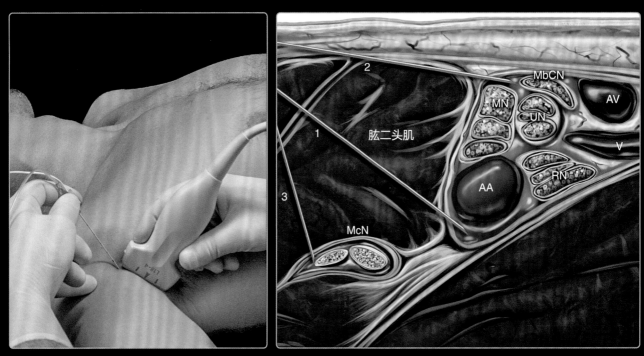

图 5 腋路臂丛阻滞：平面内进针的逆向超声解剖。该图示 3 点注射法。AA，腋动脉；AV，腋静脉；McN，肌皮神经；MN，正中神经；UN，尺神经；RN，桡神经；MbCN，臂内侧皮神经

其他进针路径

1.　平面内进针至腋动脉和正中神经之间，注射 8 ml 局麻药（针尖位置 #1）。

2.　若路径中无静脉，继续进针至腋动脉后方或腋动脉和桡神经之间（针尖位置 #2），注射 8 ml 局麻药。上述药液应 U 形包绕腋动脉，从而阻滞正中神经、尺神经和桡神经（图 6、图 7）。

3.　重新进针单独阻滞肌皮神经（4 ml）（针尖位置 #3）。

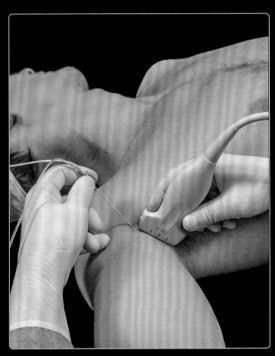 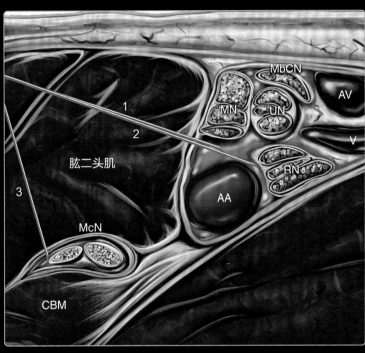

图 6　图示穿刺针朝向腋动脉表面穿刺，第一针阻滞正中神经（MN），第二针阻滞尺神经（UN）和桡神经（RN）。肌皮神经需要将穿刺针退至皮下调整角度重新进针。AA，腋动脉；AV，腋静脉；CBM，喙肱肌；McN，肌皮神经；MbCN，臂内侧皮神经；V，静脉

提示

● 进针前适当放松探头以辨认鞘内血管。

● 常规应用多普勒超声辅助辨认血管。

● 部分患者可能存在血管神经鞘变异，穿刺针难以到达腋动脉上方或下方。在此种情况下，可考虑放弃腋路神经阻滞而选择锁骨上或锁骨下臂丛阻滞作为安全的替代方案。

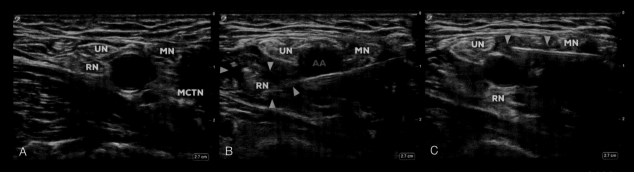

图 7　A.腋路臂丛；B.阻滞桡神经；C.阻滞正中神经和尺神经。蓝色箭头示局麻药扩散。MN，正中神经；UN，尺神经；RN，桡神经；MCTN，肌皮神经

▶▶ 局麻药选择

- 长效局麻药如 0.5% 罗哌卡因或布比卡因，常用于臂丛阻滞。

- 2% 利多卡因起效迅速，但持续时间较短，通常可以满足不需要长时间术后镇痛的手术需求。

- 借助超声的指导作用，可最大限度地减少神经阻滞的局麻药用量。

- 通常，15~20 ml 药液可满足需求（3~5 ml 每根神经）。

腋路臂丛阻滞的局麻药选择			
适应证	**阻滞方式**	**局麻药**	**容量**
– 高尔夫肘 – 尺神经减压术 – 动静脉瘘	腋路臂丛阻滞 + 皮下浸润或肋间臂神经阻滞（T1~T2）	2% 利多卡因 0.5% 布比卡因或罗哌卡因	15~20 ml
– 前臂（骨折手术） – 腕部（骨折手术） – 手部手术：囊肿，手指人工关节修复术	腋路臂丛	0.5% 布比卡因或罗哌卡因 （如需要快速起效， 10 ml 1% 罗哌卡因 + 10 ml 2% 利多卡因）	15~20 ml

提示

在超声技术应用之前，多采用动脉穿透技术，用 24~25 号穿刺针穿透腋动脉，注射 2/3 的局麻药液至动脉深处，1/3 的局麻药液至动脉浅面。超声引导技术与其较为类似，但无需穿透腋动脉来确认针尖位置。

▶▶ 要点与流程

- 习惯性回吸（每 2~3 ml）以及缓慢注射药液可大大降低血管内注药的风险。

- 如超声下无法观察到药液扩散，提示针尖可能进入血管，应立即停止注药，缓慢回退穿刺针，直至注药时鞘内可观察到药液扩散。

- **重要提示：** 在穿刺过程中应尽量保持探头压力不变，从而避免腋静脉的开闭，降低血管内注药的风险。

- **肌皮神经（McN）：** 解剖变异多种多样，通常位于腋路臂丛鞘外，因此需要单独阻滞。然而，约 16% 的患者肌皮神经与正中神经伴行。这类患者仅需要在正中神经周边进行局麻药浸润即可有效阻滞肌皮神经。

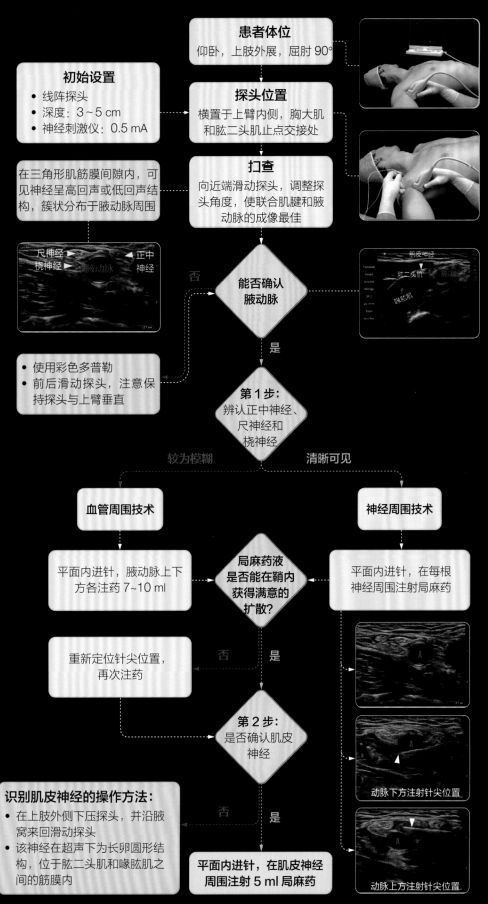

患者体位
仰卧，上肢外展，屈肘 90°

初始设置
- 线阵探头
- 深度：3~5 cm
- 神经刺激仪：0.5 mA

探头位置
横置于上臂内侧，胸大肌和肱二头肌止点交接处

在三角形肌筋膜间隙内，可见神经呈高回声或低回声结构，簇状分布于腋动脉周围

扫查
向近端滑动探头，调整探头角度，使联合肌腱和腋动脉的成像最佳

尺神经 ▶
桡神经 ▶
腋动脉
正中神经

肌皮神经
腋动脉
肱二头肌
喙肱肌

能否确认腋动脉

否

是

- 使用彩色多普勒
- 前后滑动探头，注意保持探头与上臂垂直

第 1 步：
辨认正中神经、尺神经和桡神经

较为模糊

清晰可见

血管周围技术

神经周围技术

平面内进针，腋动脉上下方各注药 7~10 ml

局麻药液是否能在鞘内获得满意的扩散？

平面内进针，在每根神经周围注射局麻药

重新定位针尖位置，再次注药

否

是

第 2 步：
是否确认肌皮神经

动脉下方注射针尖位置

否

是

识别肌皮神经的操作方法：
- 在上肢外侧下压探头，并沿腋窝来回滑动探头
- 该神经在超声下为长卵圆形结构，位于肱二头肌和喙肱肌之间的筋膜内

平面内进针，在肌皮神经周围注射 5 ml 局麻药

动脉上方注射针尖位置

（伍　源译　闫　琦审校）

▶▶ 参考文献

- Barrington MJ, Gledhill SR, Kluger R, et al. A Randomized Controlled Trial of Ultrasound Versus Nerve Stimulator Guidance for Axillary Brachial Plexus Block. Reg Anesth Pain Med. 2016; 41(6): 671-677.
- Bernucci F, Andrea PG, Finlayson RJ, Tran DQH: A prospective, randomized comparison between perivascular and perineural ultrasound-guided axillary brachial plexus block. Reg Anesth Pain Med 2012; 37: 473-477.
- Christophe J, Berthier F, Boillot A, Tatu L, Viennet A, Boichut N, Samain E: Assessment of topographic brachial plexus nerves variations at the axilla using ultrasonography. Br J Anaesth 2009; 103: 606-612.
- Donnell BO, Riordan J, Ahmad I, Iohom G: A clinical evaluation of block characteristics using one milliliter 2% lidocaine in ultrasound-guid-ed axillary brachial plexus block. Anesth Analg 2010; 111: 808-810.
- Grape S, Kirkham K, Bloc S, Albrecht E. Characteristics of a single versus multiple-injection axillary brachial plexus block: A single-blind-ed randomized, clinical trial. Eur J Anaesthesiol. 2021; 38(7): 785-787.
- Hadzic A, Dewaele S, Gandhi K, Santos A. Volume and dose of local anesthetic necessary to block the axillary brachial plexus using ultrasound guidance. Anesthesiology. 2009; 111(1): 8-9.
- Remerand F, Laulan J, Palud M, Baud A, Velut S, Fusciardi J: Is the musculocutaneous nerve really in the coracobrachialis muscle when performing an axillary Block? An ultrasound study. Anesth Analg 2010; 110: 1729-1734.
- Robards C, Clendenen S, Greengrass R: Intravascular injection during ultrasound-guided axillary block: Negative aspiration can be misleading. Anesth Analg 2008; 107: 1754-1755.
- Wong MH, George A, Varma M. Ultrasound-guided perivascular axillary brachial plexus block: not so simple. Reg Anesth Pain Med. 2013; 38(2): 167.
- Hadzic's Peripheral Nerve Blocks and Anatomy for Ultrasound-Guided Regional Anesthesia, 3rd Edition. McGrawHill, New York, NY 2021. ISBN 978-0071717595.
- Hadzic's Textbook of Regional Anesthesia and Acute Pain Management, 2nd Edition. McGrawHill, New York, NY 2017. ISBN 978-0071717595.

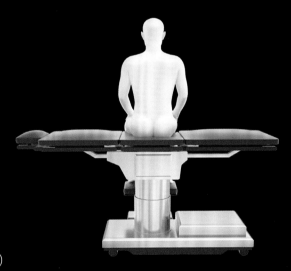

07

肩部阻滞

▶▶ 要点速览

适应证： 有呼吸系统病变的肩关节手术患者［如不能耐受用力肺活量（FVC）下降>20%的患者］。

目标： 肩胛上神经以及腋神经周围注射局麻药（或锁骨下进行臂丛外侧束和后束的神经阻滞）。

患者体位： 坐位，手臂外展，肩部放松。患者亦可采取侧卧位，患侧朝上。

前路肩胛上神经阻滞时，患者最好采取头转向对侧的仰卧位或半坐卧位。

  线阵或凸阵 **5** cm（锁骨上入路），**5~10** cm（肩胛上入路）

 每根神经 **5~10** ml

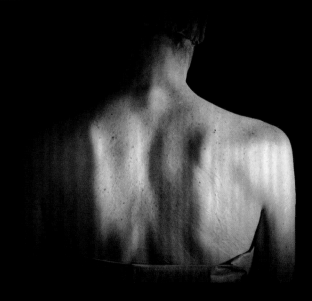

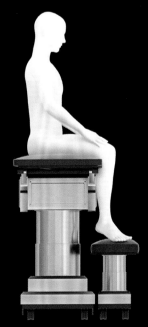

解剖

肩关节神经支配错综复杂，包含起源于臂丛的多个神经分支（图 1）：

- 肩胛下神经（来源于后束）。
- 胸外侧神经（来源于外侧束）。
- 肌皮神经（来源于外侧束）。
- 肩胛上神经（来源于上干）。
- 腋神经（来源于后束）。

其中，腋神经及肩胛上神经涵盖绝大部分肩部神经支配。

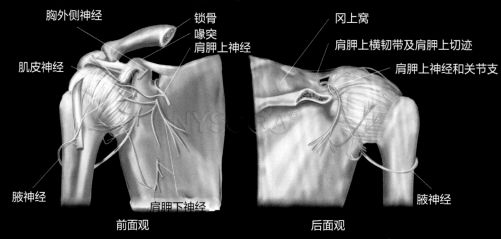

前面观　　　　　　　后面观

图 1　肩关节的神经支配：前面观和后面观

肩胛上神经（C5～C6）

- **起源：** 臂丛上干；感觉 – 运动混合性神经纤维。
- **走行：** 向后外穿过颈后三角，深入肩胛舌骨肌和斜方肌。
- 肩胛上神经穿过肩胛上横韧带下方的肩胛上切迹，与其伴行的动静脉在韧带上方通过（图 2）。
- 在冈上窝水平，肩胛上神经在肩胛骨表面和冈上肌之间向后走行，并发出支配肩锁关节和肩关节囊后方的分支。
- 最后肩胛上神经进入冈下窝，走行于肩胛下横韧带下方，冈盂切迹外侧。

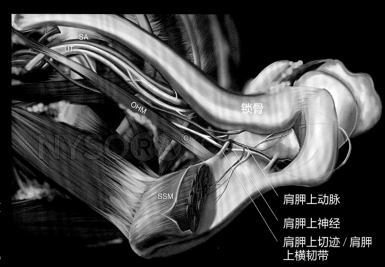

图 2　冈上窝的上面观显示肩胛上神经穿过
肩胛上和冈盂切迹。UT，上干；
SA，锁骨下动脉；OHM，肩胛舌骨肌；
SSM，冈上肌

腋神经（C5~C6）

- **起源：** 锁骨下窝处臂丛后束（图3）。

- **走行：** 与旋肱后动脉伴行向后进入四边孔（上方—小圆肌；下方—大圆肌；内侧—肱三头肌长头；外侧—肱骨外科颈）。

- 腋神经环绕肱骨颈，支配肩部的前、下、外和后部结构，同时也支配三角肌和小圆肌以及肩部的皮肤感觉。

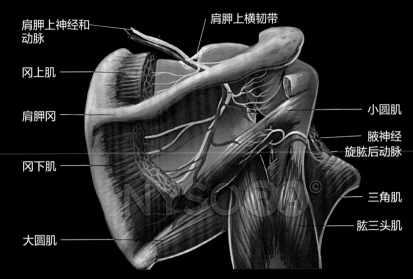

图3　后面观：腋神经、肩胛上神经及其支配肩关节的分支

▶▶ 超声解剖

肩胛上神经

借助超声，可在以下2个位置清晰观察到肩胛上神经：

- **前路锁骨上窝：** 其从臂丛上干分支发出时即可辨认，向背外侧方向走行在肩胛舌骨肌下方（图4）。

- **冈上窝：** 其自肩胛上切迹进入冈上窝，在冈上窝（冈上肌下方）底部走行，从冈盂切迹穿出（图5）。

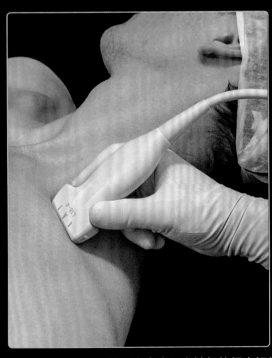

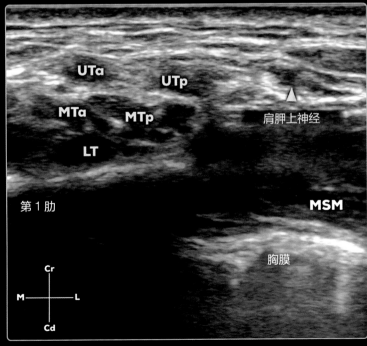

图4　锁骨上窝肩胛上神经的超声解剖及探头位置。MTa，中干前股；MTp，中干后股；UTa，上干前股；UTp，上干后股；LT，下干；MSM，中斜角肌；M，内侧；L，外侧；Cr，头端；Cd，尾端

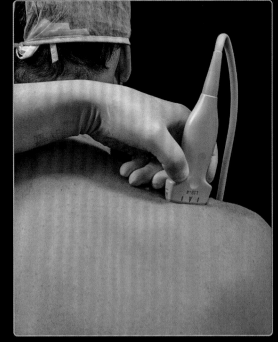
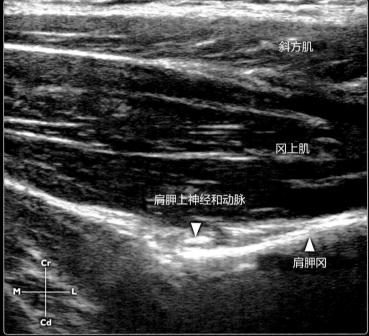

图 5　冈上窝肩胛上神经的超声解剖及探头位置。M，内侧；L，外侧；Cr，头端；Cd，尾端

提示

在体型较大的患者中，肩胛上切迹 / 肩胛上神经的识别可能较为困难，采取锁骨上窝前路相对容易。

腋神经

可在小圆肌、三角肌和肱三头肌之间，观察到位于肱骨表面的腋神经和旋肱后动脉短轴（图 6）。

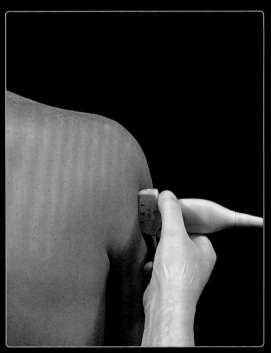
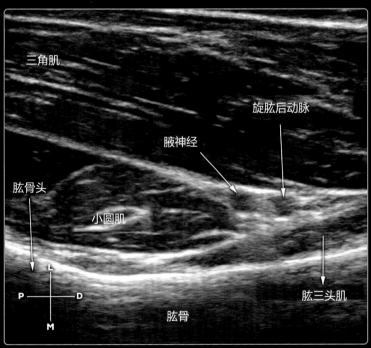

图 6　腋神经的超声解剖和探头位置

▶▶ 阻滞范围

- **肩胛上神经阻滞：**冈上肌和冈下肌的运动阻滞，肩关节后方的感觉阻滞。
- **腋神经阻滞：**三角肌（肩关节外展）、小圆肌、肱三头肌长头的运动阻滞，肩关节前方以及三角肌表面皮肤的感觉阻滞。

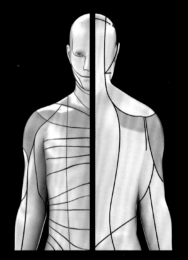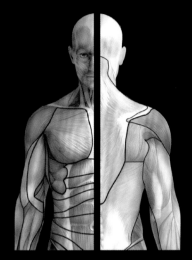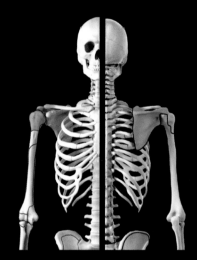

图 7　肩胛上神经和腋神经阻滞的感觉及运动阻滞范围。从左至右：皮区、肌区和骨骼

提示

为识别腋神经，可按照"STOCK"［译者注：超声探头的基本动作，包括滑动（sliding）、倾斜（titling）、旋转（rotating）和摇摆（rocking）］扫查法逐一进行：

- 从长轴方向识别肱骨头端和颈部（图 6）。
- 从肱骨头端向尾端逐步扫查直至肱骨头消失。
- 前后扫查并在其附近识别腋动脉、腋神经。

▶▶ 阻滞技术

肩胛上神经阻滞

肩胛上神经阻滞可选两个入路：

- 锁骨上窝（前路）。
- 冈上窝（后路）。

锁骨上窝（前路）

1. 将探头以斜矢状位放置于锁骨上窝上方，与锁骨平行，可观察到锁骨下动脉和臂丛（图 8）。
2. 滑动探头，直至观察到一个小的低回声圆形结构从臂丛上干分支而来，即为锁骨上神经。
3. 平面内进针，从后向前，至肩胛舌骨肌深处，直到针尖抵达目标神经旁的筋膜平面（图 9）。
4. 注射 3~5 ml 局麻药液完成阻滞。

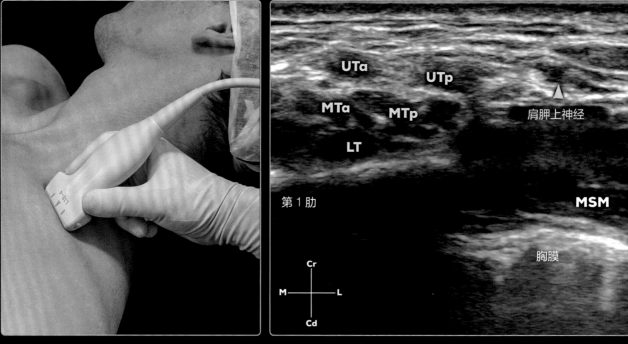

图 8　锁骨上窝的肩胛上神经：探头位置及超声解剖。LT，下干；MTa，中干前股；MTp，中干后股；UTa，上干前股；UTp，上干后股；MSM，中斜角肌。M，内侧；L，外侧；Cr，头端；Cd，尾端

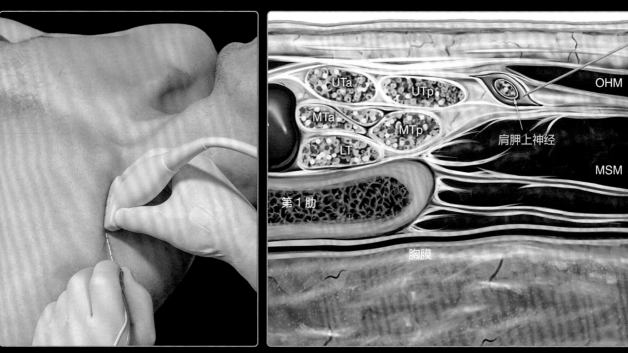

图 9　锁骨上窝入路的肩胛上神经阻滞：平面内进针的逆向超声解剖。LT，下干；MTa，中干前股；MTp，中干后股；UTa，上干前股；UTp，上干后股；OHM，肩胛舌骨肌；MSM，中斜角肌

提示

- 上述技术可以随时切换；根据最佳的超声下神经显像选择合适的入路。
- 前入路中，使用小容量（3~5 ml）局麻药以达到减少扩散到上干和膈神经的风险。

冈上窝（后路）

1. 将探头以斜冠状位放置于肩部，与肩胛冈外侧 1/3 平行（图 10）。

2. 将探头向前倾斜，下压探头，在斜方肌和冈上肌下方 3～4 cm 处可见冈上窝底面（骨性表面）。

3. 骨性表面有一个凹陷处，其中可见肩胛上神经、肩胛上动脉 / 静脉。

4. 由内向外平面内进针直至针尖触及骨面，到达肩胛上动脉附近（可用彩色多普勒超声辅助识别）。

5. 或者将穿刺针刺向切迹的凹陷处（当动脉不可见时）。

6. 注射 3～5 ml 局麻药可完成阻滞（图 11）。

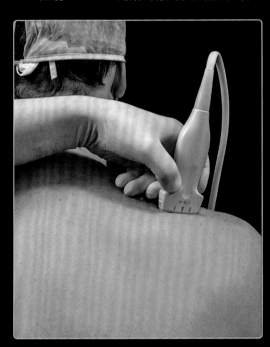
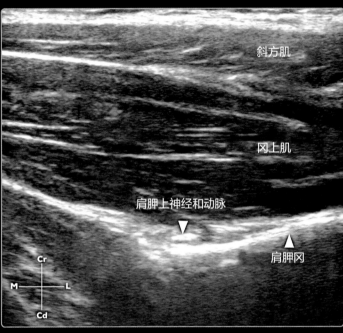

图 10　后路肩胛上神经阻滞：探头位置及超声解剖。M，内侧；L，外侧；Cr，头端；Cd，尾端

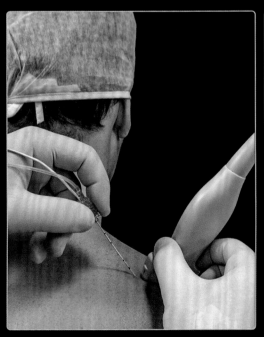
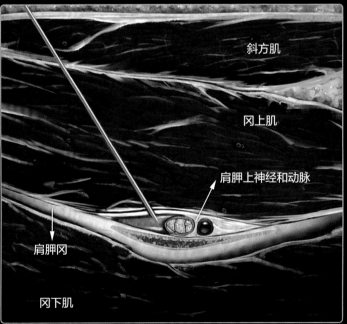

图 11　后路肩胛上神经阻滞；平面内进针的逆向超声解剖

腋神经阻滞

1. 将超声探头以矢状位放置于上臂后方，大致位于肩峰与腋窝褶皱中点（图 12）。

2. 上下或左右滑动探头以便观察到肱骨颈长轴。

3. 调整探头，直至旋肱后动脉短轴切面出现在位于肱骨浅面的小圆肌、三角肌和肱三头肌之间。

4. 平面内或平面外进针至肱骨骨面，针尖位于旋肱后动脉附近（图 13）。

5. 回吸无异常后，在该四方孔区域内注射局麻药 5 ~ 7 ml 浸润目标神经。

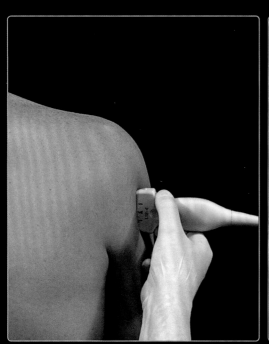
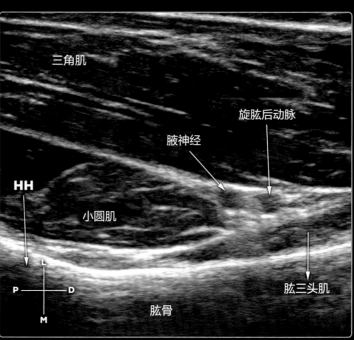

图 12　腋神经阻滞：探头位置及超声解剖。L，外侧；M，内侧；P，近端；D，远端

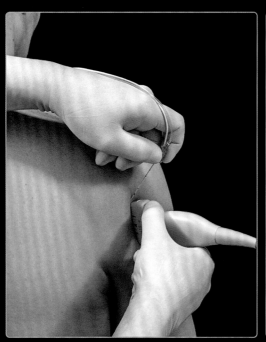
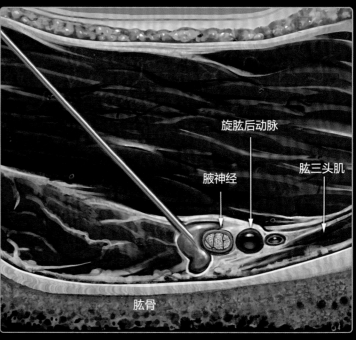

图 13　腋神经阻滞；平面内进针的逆向超声解剖

▶▶ 局麻药选择

对于肩部镇痛而言，最常用的是长效局部麻醉药（0.5% 布比卡因、0.5% 左布比卡因、0.5% 罗哌卡因），通常采取每根神经 3~5 ml 的低容量局麻药即可达到有效阻滞锁骨上神经和腋神经的效果。

肩部神经阻滞局麻药的选择			
适应证	**阻滞范围**	**局麻药物**	**容量**
合并呼吸功能障碍的肩部手术镇痛	肩胛上神经和腋神经阻滞	0.5% 布比卡因或 0.5% 罗哌卡因（可加 1 : 300 000 肾上腺素以延长阻滞时间）	每根神经 3~5 ml

▶▶ 要点与流程

- 对于体型较大的患者，肩部神经阻滞可能存在挑战，难以获得肩胛上神经和腋神经的清晰影像。
- 部分患者锁骨的位置距颈部较近，使得锁骨上窝入路的肩胛上神经识别 / 阻滞较为困难。在该类群体中，选择后入路可能更为明智。
- 为了在冈上窝更为清晰地识别肩胛上神经，可稍倾斜和旋转超声探头，使其外侧端落在肩峰上，内侧端落在肩胛冈上。

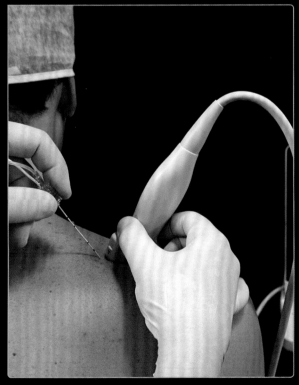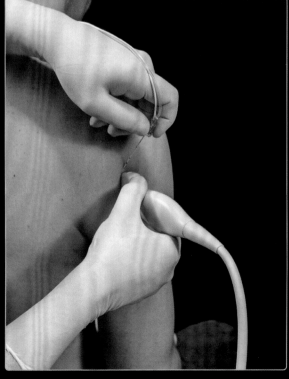

图 14 肩胛上神经及腋神经阻滞的超声探头及穿刺针位置（标红部分为译者添加）

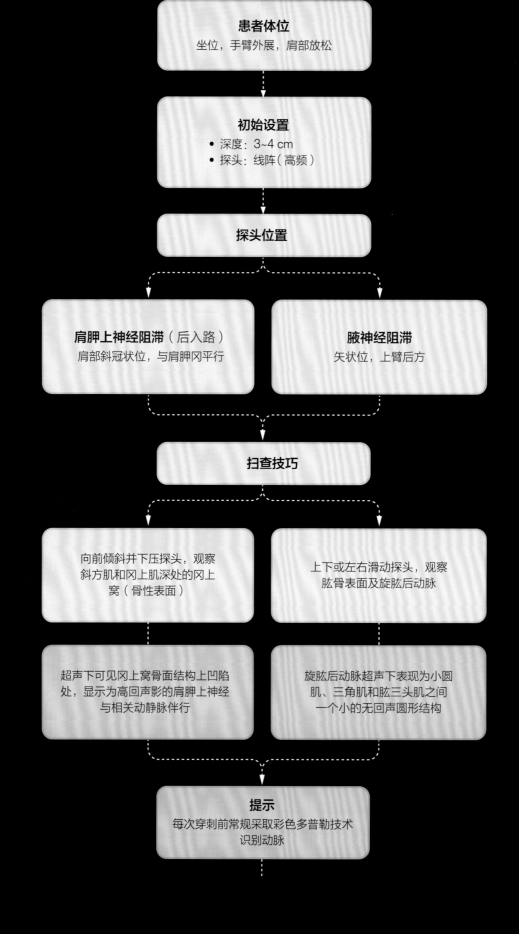

患者体位
坐位，手臂外展，肩部放松

初始设置
- 深度：3~4 cm
- 探头：线阵（高频）

探头位置

肩胛上神经阻滞（后入路）
肩部斜冠状位，与肩胛冈平行

腋神经阻滞
矢状位，上臂后方

扫查技巧

向前倾斜并下压探头，观察斜方肌和冈上肌深处的冈上窝（骨性表面）

上下或左右滑动探头，观察肱骨表面及旋肱后动脉

超声下可见冈上窝骨面结构上凹陷处，显示为高回声影的肩胛上神经与相关动静脉伴行

旋肱后动脉超声下表现为小圆肌、三角肌和肱三头肌之间一个小的无回声圆形结构

提示
每次穿刺前常规采取彩色多普勒技术识别动脉

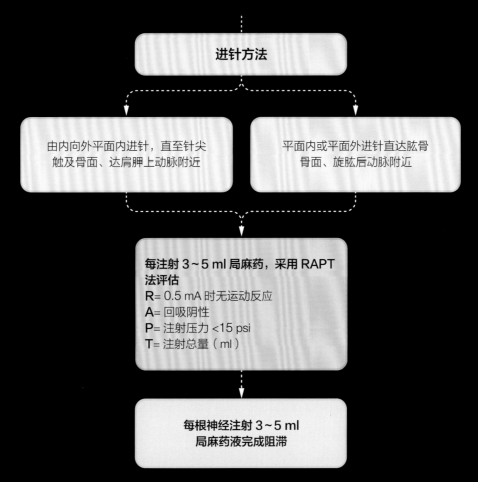

进针方法

由内向外平面内进针，直至针尖触及骨面、达肩胛上动脉附近

平面内或平面外进针直达肱骨骨面、旋肱后动脉附近

每注射 3~5 ml 局麻药，采用 RAPT 法评估
R= 0.5 mA 时无运动反应
A= 回吸阴性
P= 注射压力 <15 psi
T= 注射总量（ml）

每根神经注射 3~5 ml 局麻药液完成阻滞

（伍　源　译　闫　琦　审校）

▶▶ 参考文献

- Brotman IM, Orebaugh S. Intraoperative Considerations of the Suprascapular Nerve Block. Anesthesiology. 2018; 129(2): 380.

- Chan C, Peng PWH: Suprascapular nerve block. Reg Anesth Pain Med 2011; 36: 358-373.

- Cho N, Kang RS, McCartney CJL, et al. Analgesic benefits and clinical role of the posterior suprascapular nerve block in shoulder surgery: a systematic review, meta-analysis and trial sequential analysis. Anaesthesia. 2020; 75(3): 386-394.

- Maikong N, Kantakam P, Sinthubua A, Mahakkanukrauh P, Tran Q, Leurcharusmee P. Cadaveric study investigating the phrenic-sparing volume for anterior suprascapular nerve block. Reg Anesth Pain Med. 2021; 46(9): 769-772.

- Neuts A, Stessel B, Wouters PF, Dierickx C, Cools W, Ory J-P, Dubois J, Jamaer L, Arijs I, Schoorens D: Selective suprascapular and axillary nerve block versus interscalene plexus block for pain control after arthroscopic shoulder surgery. Reg Anesth Pain Med 2018; 43: 1-7.

- Price DJ. Axillary (circumflex) nerve block used in association with suprascapular nerve block for the control of pain following total shoulder joint replacement. Reg Anesth Pain Med. 2008; 33(3): 280-281.

- Siegenthaler A, Moriggl B, Mlekusch S, Schliessbach J, Haug M, Curatolo M, Eichenberger U: Ultrasound-guided suprascapular nerve block, description of a novel supraclavicular approach. Reg Anesth Pain Med 2012; 37: 325-328.

- Hadzic's Peripheral Nerve Blocks and Anatomy for Ultrasound-Guided Regional Anesthesia, 3rd Edition. McGrawHill, New York, NY 2021. ISBN 978-0071717595.

- Hadzic's Textbook of Regional Anesthesia and Acute Pain Management, 2nd Edition. McGrawHill, New York, NY 2017. ISBN 978-0071717595.

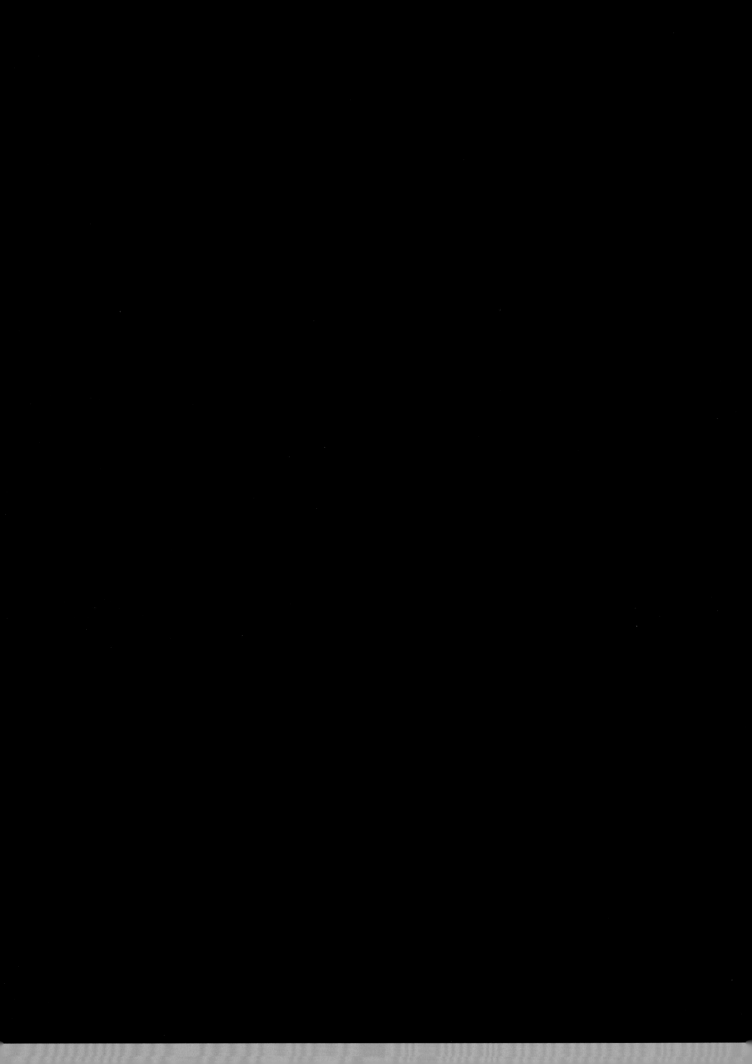

肘上神经阻滞

▶▶ 要点速览

适应证： 前臂、手和腕部手术的麻醉和镇痛，近端臂丛阻滞不全的补救阻滞。

目标： 将局麻药注射到包绕桡神经、正中神经和（或）尺神经的筋膜平面中。

患者体位： 患者仰卧，手臂外展 90°，放在托手架或桌子上。该体位可通过屈曲或旋转手臂实施各神经分支阻滞。

体表标志： 肘横纹、肱二头肌腱、肱骨内上髁及外上髁。

 线阵

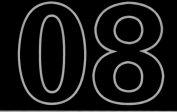 **25** 号，短斜面绝缘刺激针（可选）

每根神经 **3~5** ml

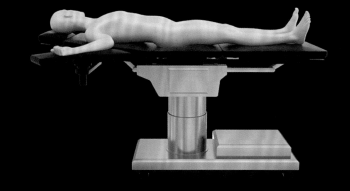

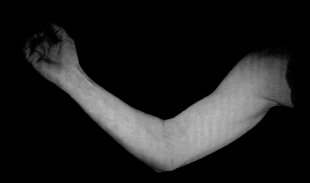

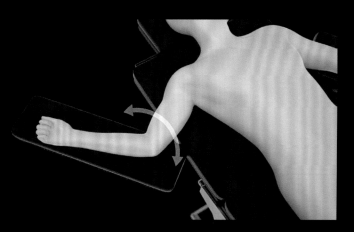

桡神经

- 桡神经离开肱骨外侧的桡神经沟后，穿过外侧肌间隔到达手臂前侧，随后伴行桡侧副动脉，在肱肌和肱桡肌之间继续向肢体远端走行。

- 当桡神经到达肘关节时，分为浅支（皮支）和深支（运动支）。浅支于肱桡肌和旋后肌之间下行，位于桡动脉外侧。深支（又称骨间后神经）在旋后肌两头之间穿出，走行至前臂后侧。

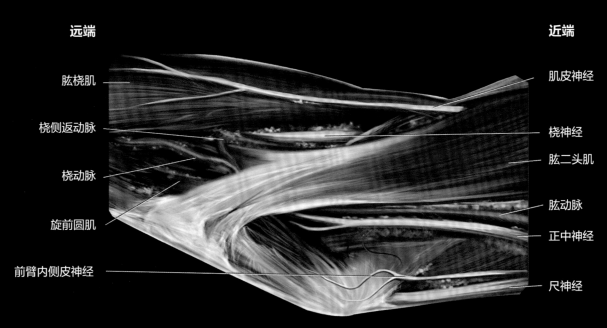

远端　　　　　　　　　　　　　　　　　　　　　　　　　　近端

肱桡肌　　　　　　　　　　　　　　　　　　　　　　　肌皮神经

桡侧返动脉　　　　　　　　　　　　　　　　　　　　桡神经

　　　　　　　　　　　　　　　　　　　　　　　　　肱二头肌

桡动脉

　　　　　　　　　　　　　　　　　　　　　　　　　肱动脉

旋前圆肌　　　　　　　　　　　　　　　　　　　　　正中神经

前臂内侧皮神经　　　　　　　　　　　　　　　　　　尺神经

图1　肘上臂丛分支解剖（内侧）

正中神经

- 正中神经与肱动脉伴行，在肱二头肌和肱肌之间向远端走行。在肘窝水平，正中神经的位置自肱动脉外侧转至动脉内侧。

- 在喙肱肌止点远端，正中神经离开肱动脉，走行于旋前圆肌深面。

尺神经

- 尺神经沿着肱三头肌后内侧下行，位于深筋膜下方，内侧肌间隔后方。

- 在肘部，尺神经自肱骨内上髁后方穿过（通过肘管），再向下经尺侧腕屈肌两头之间走行至前间室。

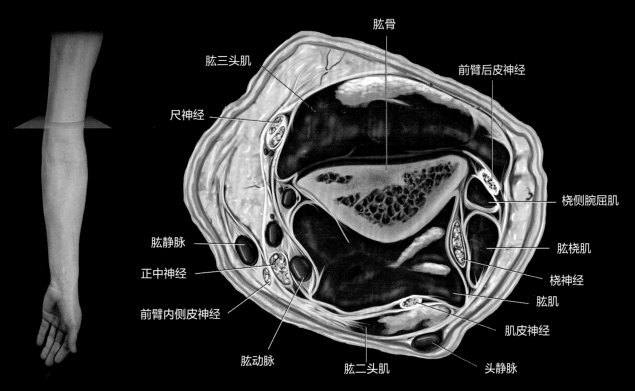

图2　肘上断层解剖，图示臂丛终末分支的分布

肱骨
肱三头肌
前臂后皮神经
尺神经
桡侧腕屈肌
肱静脉
肱桡肌
正中神经
桡神经
肱肌
前臂内侧皮神经
肌皮神经
肱动脉
肱二头肌
头静脉

▶▶ 阻滞范围

桡神经、正中神经和尺神经阻滞可为手、前臂和手腕提供麻醉和镇痛（图3）。

- **桡神经：** 支配前臂、手腕和手的所有后方结构。
- **正中神经：** 支配手掌桡侧的骨骼、肌肉和皮肤，包括桡侧三指的掌面和指尖后部。
- **尺神经：** 支配前臂和手内侧的结构。

为了实现前臂的完全阻滞，还需阻断支配皮肤的浅表神经。可以在肘部远端、浅表神经穿行的皮肤内外侧皮下注射局麻药来实现。

重要提示
需考虑是否使用止血带、止血带位置和阻断时间。这可能需要对神经阻滞方案进行调整和（或）补充术中镇静／镇痛。

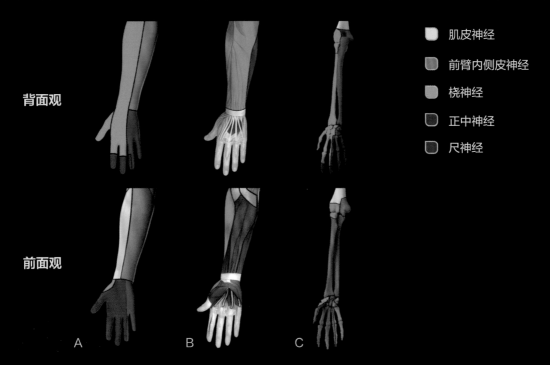

背面观

前面观

A   B   C

- 肌皮神经
- 前臂内侧皮神经
- 桡神经
- 正中神经
- 尺神经

图 3　臂丛终末神经感觉和运动阻滞分布。A. 皮节；B. 肌节；C. 骨骼

▶▶ 阻滞技术

桡神经
探头位置与扫查技术

1. 识别肘部的肱骨外上髁，将超声探头横向放置在其近端 3~4 cm 处（图 4A）。
2. 自近端向远端扫查，对探头施加压力并调整探头倾斜度，以观察肱骨浅面、肌间筋膜平面内的桡神经（图 4B）。

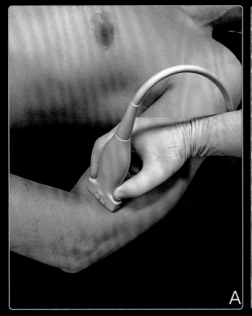

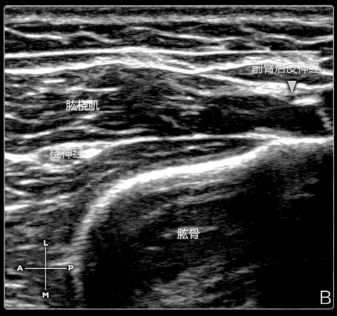

肱桡肌

桡神经

肱骨

前臂后皮神经

图 4　肘上桡神经阻滞的探头位置和超声图像

进针方法及路径

阻滞针从探头的前端或后端平面内进针，直到针尖靠近桡神经。如果使用神经刺激仪，可以引发伸腕或伸指动作。

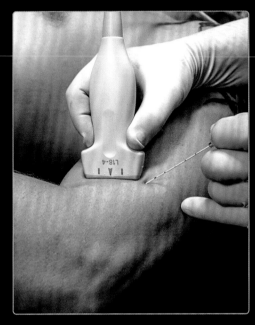
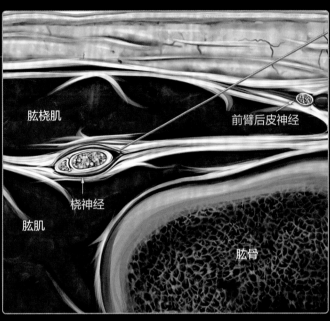

图5 平面内进针行肘上桡神经阻滞的逆向超声解剖

正中神经
探头位置与扫查技术

1. 探头横向放置在肘前窝上，肘横纹（图6A）近端。

2. 在识别出肱动脉后，可以在其内侧观察正中神经。当动脉不可见时，利用彩色多普勒识别动脉（图6B）。

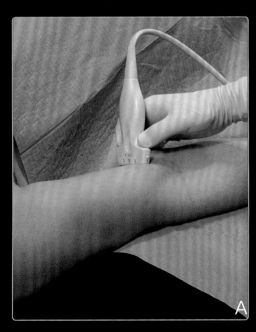
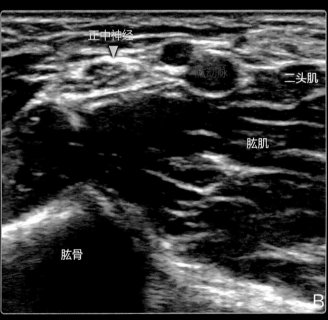

图6 肘上正中神经扫查时的探头位置和超声图像

进针方法及路径

阻滞针可从探头的任一端进行平面内穿刺；为更好地避开肱动脉，通常使用从内侧到外侧的进针方法。

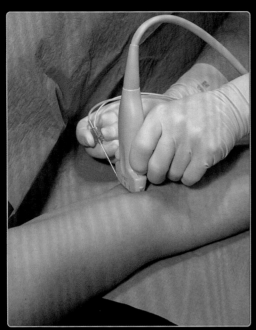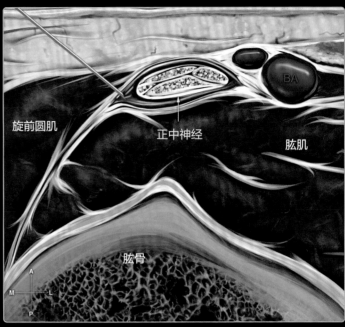

图 7　平面内进针行肘上正中神经阻滞时的逆向超声解剖。BA，肱动脉

尺神经
探头位置与扫查技术

探头横向放置于肱骨内上髁（图 8A）近端，并向后滑动，识别肱三头肌表面的尺神经（图 8B）。

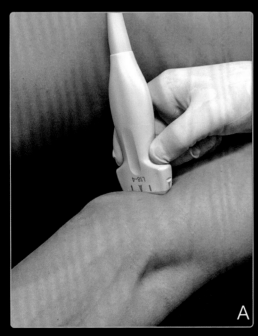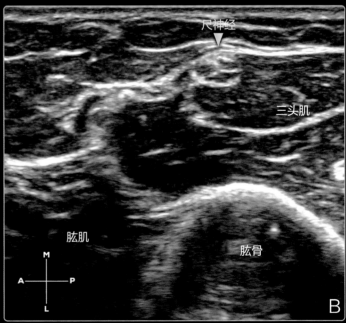

图 8　肘上尺神经扫查时的探头位置和超声图像。M，内侧；L，外侧；A，前；P，后

进针方法及路径

从前向后平面内进针（图 9A），直到针尖进入筋膜平面，到达尺神经附近（图 9B）。

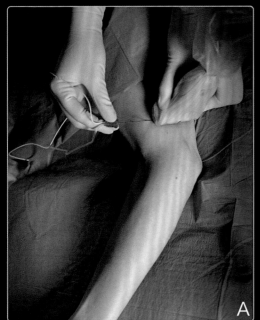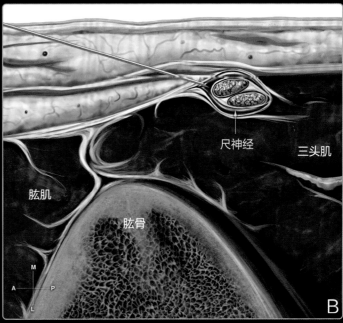

图 9　平面内进针行肘上尺神经阻滞和逆向超声解剖。M，内侧；L，外侧；A，前；P，后

提示

- 根据解剖结构选择平面内或平面外技术，两种入路均可。
- 在穿刺和注药之前释放施加于探头的压力，目的在于：

    a）便于追踪针尖。

    b）利于局麻药在筋膜间隙扩散。
- 当注药的筋膜间隙正确时，1～2 ml 局麻药足矣；只有当扩散不充分或需要多次注药时，才需追加局麻药。
- 小号、尖锐的穿刺针可减少操作时的疼痛。

▶▶ 局麻药选择

	肘上神经阻滞的局麻药选择		
适应证	**阻滞类型**	**局麻药**	**容量**
镇痛：前臂、手和腕部手术	肘上正中神经、尺神经和桡神经的单支阻滞	0.5% 布比卡因或0.5%~0.75% 罗哌卡因	每根神经3~5 ml
麻醉：腕管或扳机指的手术	肘上或前臂水平的正中神经、尺神经和桡神经的单支阻滞（首选腕部阻滞）	2% 利多卡因	每根神经3~5 ml

▶▶ 要点与流程

- 神经刺激仪（0.5~1.0 mA）可用于确认每根神经的位置，并降低阻滞针损伤神经的风险：
  - ◆ **桡神经：** 伸腕和伸指。
  - ◆ **正中神经：** 前臂旋前，屈腕，拇指对掌及外展。
  - ◆ **尺神经：** 手腕尺侧偏斜，小指屈曲，拇指内收，手指张开。
- 臂丛远端各神经阻滞采用平面内或平面外技术均可，根据患者情况选用合适的方法。
- 如需在近端臂丛阻滞后行远端阻滞，或在已麻醉的肢体行神经阻滞，更要严格遵守三重监测——超声引导以避免阻滞针损伤神经、神经刺激仪（如适用）和注射压力监测，以降低神经内注射的风险。

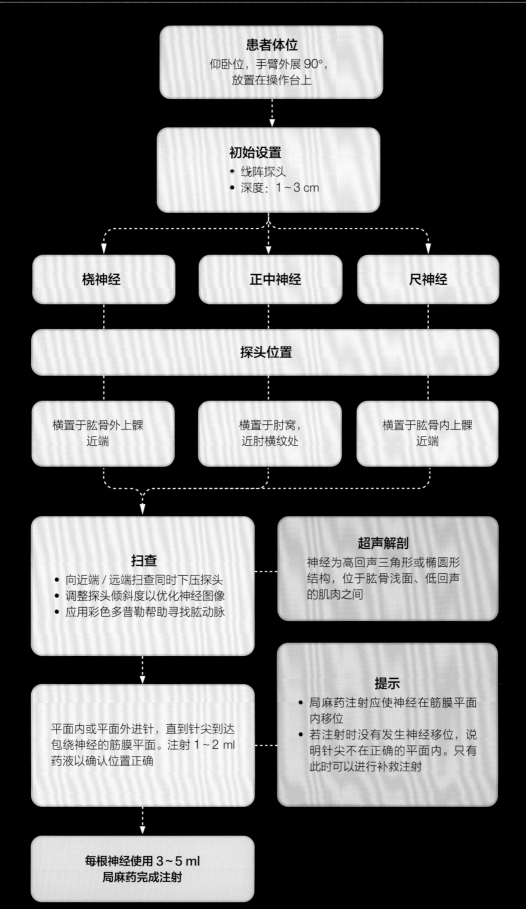

患者体位
仰卧位,手臂外展 90°,
放置在操作台上

初始设置
- 线阵探头
- 深度:1~3 cm

| 桡神经 | 正中神经 | 尺神经 |

探头位置

| 横置于肱骨外上髁近端 | 横置于肘窝,近肘横纹处 | 横置于肱骨内上髁近端 |

扫查
- 向近端/远端扫查同时下压探头
- 调整探头倾斜度以优化神经图像
- 应用彩色多普勒帮助寻找肱动脉

超声解剖
神经为高回声三角形或椭圆形结构,位于肱骨浅面、低回声的肌肉之间

平面内或平面外进针,直到针尖到达包绕神经的筋膜平面。注射 1~2 ml 药液以确认位置正确

提示
- 局麻药注射应使神经在筋膜平面内移位
- 若注射时没有发生神经移位,说明针尖不在正确的平面内。只有此时可以进行补救注射

每根神经使用 3~5 ml 局麻药完成注射

(赵亚杰 译 闫 琦 审校)

▶▶ 参考文献

- Dufour E, Cymerman A, Nourry G, et al. An ultrasonographic assessment of nerve stimulation-guided median nerve block at the elbow: a local anesthetic spread, nerve size, and clinical efficacy study. Anesth Analg. 2010; 111(2): 561-567.

- Gray AT, Schafhalter-Zoppoth I: Ultrasound guidance for ulnar nerve block in the forearm. Reg Anesth Pain Med 2003; 28: 335-339.

- Ince I, Aksoy M, Celik M. Can We Perform Distal Nerve Block Instead of Brachial Plexus Nerve Block Under Ultrasound Guidance for Hand Surgery? Eurasian J Med. 2016; 48(3): 167-171.

- Schafhalter-Zoppoth I, Gray AT: The musculocutaneous nerve: ultrasound appearance for peripheral nerve block. Reg Anesth Pain Med 2005; 30: 385-390.

- Sia S. A comparison of injection at the ulnar and the radial nerve in axillary block using triple stimulation. Reg Anesth Pain Med. 2006; 31(6): 514-518.

- Spence BC, Sites BD, Beach ML: Ultrasound-guided musculocutaneous nerve block: a description of a novel technique. Reg Anesth Pain Med 2005; 30: 198-201.

- Hadzic's Peripheral Nerve Blocks and Anatomy for Ultrasound-Guided Regional Anesthesia, 3rd Edition. McGrawHill, New York, NY 2021. ISBN 978-0071717595.

- Hadzic's Textbook of Regional Anesthesia and Acute Pain Management, 2nd Edition. McGrawHill, New York, NY 2017. ISBN 978-0071717595.

腕部阻滞（前臂阻滞）

▶▶ 要点速览

适应证： 手和手指手术，且不涉及手背和拇指的深层结构。

目标： 将局麻药注射到正中神经、尺神经和桡神经的感觉支周围（如果需要）。

患者体位： 患者仰卧，暴露腕部掌面。

体表标志： 腕横纹。于腕横纹近端 5~10 cm 处进行阻滞，可阻滞正中神经和尺神经掌支。

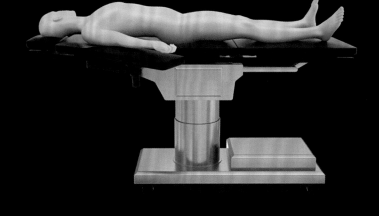

 线阵　　 25 号

 每根神经 **3~5** ml

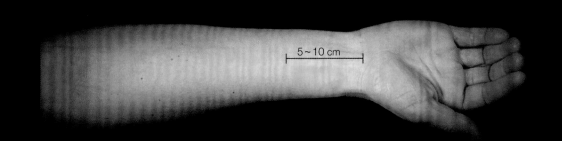

5~10 cm

腕部阻滞包括正中神经、尺神经和桡神经阻滞。

正中神经

- 在肘部走行于肱动脉内侧，在前臂中段的指浅屈肌下向腕部移行。
- 当正中神经越来越靠近腕横纹时，其位置越发表浅，直至进入腕管屈肌支持带下方。
- 支配手掌外侧的骨骼、肌肉和皮肤，包括桡侧三指的掌面和指尖。

尺神经

- 位于尺动脉内侧，前臂中部，靠近尺侧腕屈肌腱。
- 支配手内侧以及第 4 和第 5 指的骨骼、肌肉和皮肤。

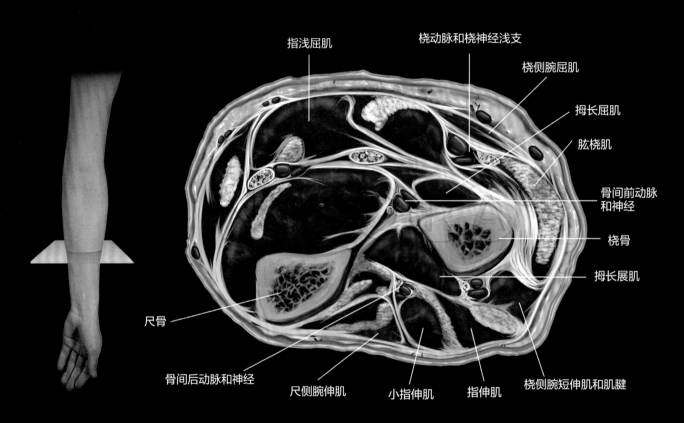

图 1　前臂断层解剖

桡神经

- 桡神经的浅支在腕部发出终末支。
- 超声引导在识别和阻滞腕部桡神经时并非百发百中，但可在肘部或前臂中段水平对桡神经的浅支进行较好的成像和阻滞。

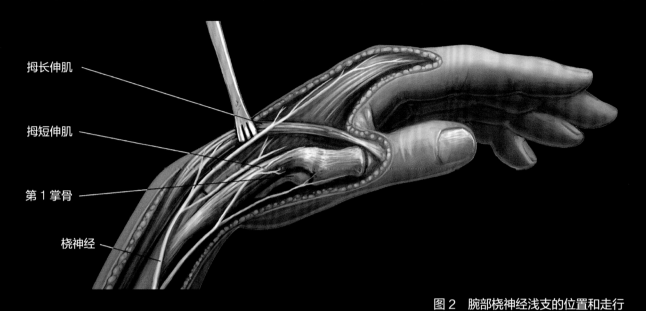

拇长伸肌

拇短伸肌

第 1 掌骨

桡神经

图 2　腕部桡神经浅支的位置和走行

▶▶ 阻滞范围

正中神经、尺神经和桡神经支配手腕、手和手指。腕部阻滞会产生除桡神经深支支配区域外的整个手部麻醉（图 3）。

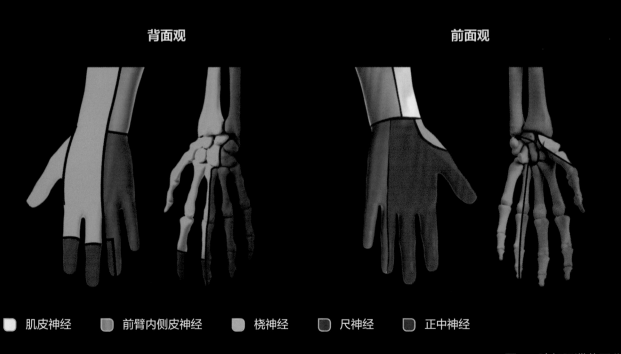

背面观　　　　　　　　　　　前面观

● 肌皮神经　　● 前臂内侧皮神经　　● 桡神经　　◗ 尺神经　　◖ 正中神经

图 3　腕部阻滞范围分布

正中神经阻滞

将线阵探头横向放置在腕横纹的近端，向远端（朝向手）略微倾斜。

正中神经在指深屈肌和指浅屈肌之间的筋膜平面上表现为椭圆形高回声结构（图4）。

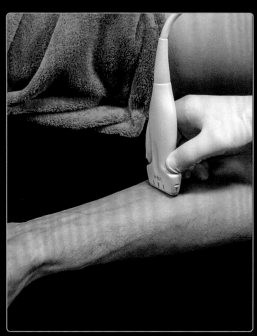
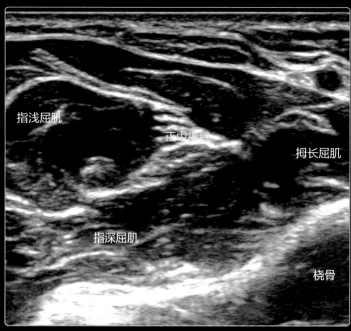

图4　前臂中段正中神经阻滞的探头位置和超声解剖

进针方法： 平面内或平面外（最佳平面由人体工程学决定），在正中神经周围的筋膜平面内注射3~5 ml局麻药（图5）。

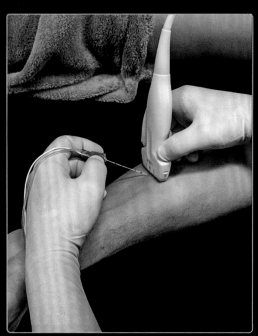
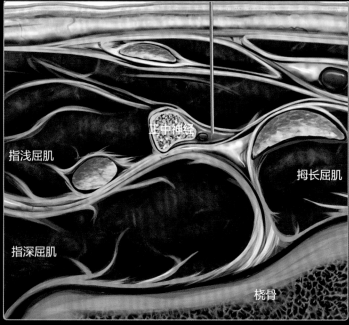

图5　前臂中段正中神经阻滞的逆向超声解剖。图示为平面外进针路径和局麻药扩散（蓝色）

尺神经阻滞

将线阵探头横向放置在前臂的前内侧（尺侧）。识别尺动脉；尺神经表现为尺动脉内侧的三角形或椭圆形高回声结构（图6）。

> **注意：**
>
> 尺侧腕屈肌腱位于尺动脉的浅表，可能被误认为是尺神经。
>
> 自近端向远端扫查将有助于识别尺神经：尺神经远端靠近动脉；近端偏离动脉。通常，最佳注射点是动脉和神经开始分离的地方。

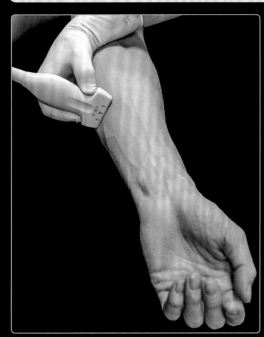
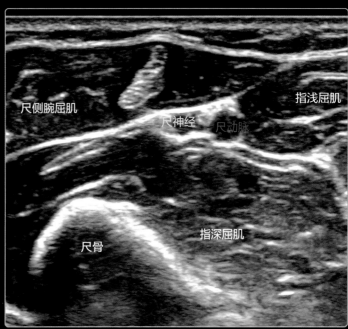

图6 前臂中段尺神经阻滞的探头位置和超声解剖

进针方法： 平面内或平面外（最佳平面由人体工程学决定），在包绕尺神经的筋膜平面内注射局麻药（图7）。

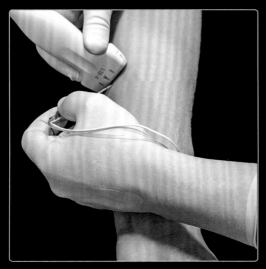
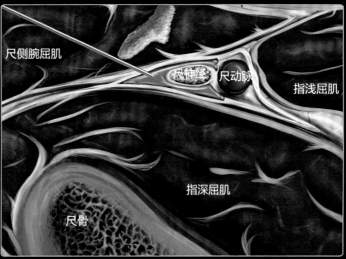

图7 前臂中段尺神经阻滞的逆向超声解剖。图示平面内进针路径和局麻药扩散（蓝色）

桡神经浅支

　　将探头横向放置在前臂的前外侧（桡侧），并识别桡动脉。桡神经的感觉支为动脉外侧和桡骨浅表的高回声结构。

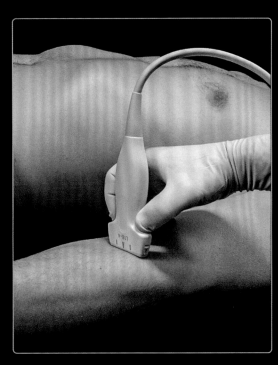
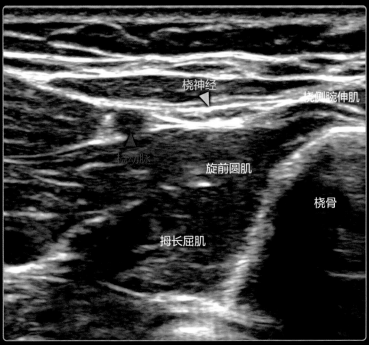

图 8　前臂中段桡神经阻滞的探头位置和超声解剖

进针方法： 平面内或平面外（最佳平面由人体工程学决定），在包绕桡神经周围的筋膜平面内注射 3～5 ml 局麻药。

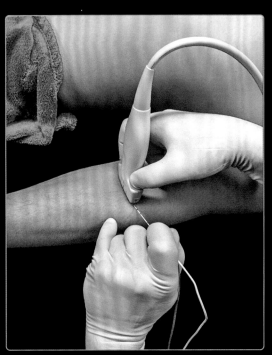
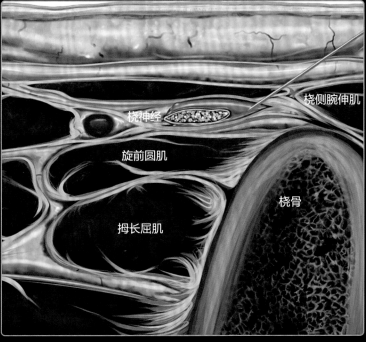

图 9　前臂中段桡神经浅支的逆向超声解剖。图示平面内进针路径和理想的局麻药扩散（蓝色）

腕管手术

对于腕管手术，腕横纹处的皮下浸润有助于阻断可能到达腕横纹的桡神经、肌皮神经和前臂内侧皮神经的末端分支。

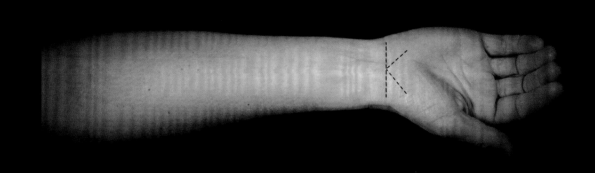

图 10　腕横纹处皮下浸润（虚线）用于腕管手术

▶▶ 局麻药选择

腕部阻滞的局麻药选择			
适应证	**阻滞类型**	**局麻药**	**容量**
手和手指手术 － 腕管 － 扳机指 － 掌腱膜挛缩症 － 屈肌腱修复	腕部阻滞	0.5% 布比卡因或罗哌卡因 2% 利多卡因可用于短小手术	每根神经 3~5 ml

- 局麻药应注射在正中神经、尺神经和桡神经所在的筋膜平面内。

- 将针指向神经的外侧，而不是直接指向神经，以避免神经损伤。

- 不需要多点注射来得到局麻药的环形扩散。

- 末端神经表现出明显的非均质性；倾斜探头有助于改善神经图像。

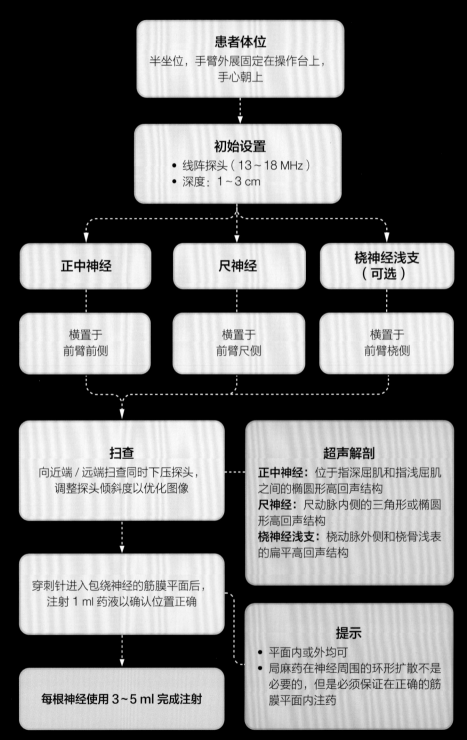

患者体位

半坐位，手臂外展固定在操作台上，
手心朝上

初始设置

- 线阵探头（13~18 MHz）
- 深度：1~3 cm

正中神经

尺神经

**桡神经浅支
（可选）**

横置于
前臂前侧

横置于
前臂尺侧

横置于
前臂桡侧

扫查

向近端/远端扫查同时下压探头，
调整探头倾斜度以优化图像

超声解剖

正中神经： 位于指深屈肌和指浅屈肌
之间的椭圆形高回声结构

尺神经： 尺动脉内侧的三角形或椭圆
形高回声结构

桡神经浅支： 桡动脉外侧和桡骨浅表
的扁平高回声结构

穿刺针进入包绕神经的筋膜平面后，
注射 1 ml 药液以确认位置正确

提示

- 平面内或外均可
- 局麻药在神经周围的环形扩散不是
  必要的，但是必须保证在正确的筋
  膜平面内注药

每根神经使用 3~5 ml 完成注射

（赵亚杰 译 闫 琦 审校）

▶▶ 参考文献

● McCartney CJ, Xu D, Constantinescu C, Abbas S, Chan VW: Ultrasound examination of peripheral nerves in the forearm. Reg Anesth Pain Med 2007; 32: 434-439.

● Dufour E, Toussaint A, Liu N, Fischler M, Nourry G, Vercoutère M. Ultrasound-guided perineural circumferential median nerve block in carpal tunnel syndrome. Anaesthesia. 2013; 68(4): 434-436.

● Eichenberger U, Stockli S, Marhofer P, et al: Minimal local anesthetic volume for peripheral nerve block: a new ultrasound-guided, nerve dimension-based method. Reg Anesth Pain Med 2009, 34: 242-246.

● Dieguez-Garcia P, Lopez-Alvarez S, Juncal J, Lopez AM, Sala-Blanch X. Comparison of the effectiveness of circumferential versus non-cir-cumferential spread in median and ulnar nerve blocks. A double-blind randomized clinical trial. Reg Anesth Pain Med. 2020; 45(5): 362-366.

● Bajaj S, Pattamapaspong N, Middleton W, Teefey S: Ultrasound of the hand and wrist. J Hand Surg Am 2009; 34: 759-760.

● Dufeu N, Marchand-Maillet F, Atchabahian A, Robert N, Ait Yahia Y, Milan D, Robert C, Coroir M, Beaussier M: Efficacy and safety of ultrasound-guided distal blocks for analgesia without motor blockade after ambulatory hand surgery. J Hand Surg Am 2014; 39: 737-743.

● Lam NC, Charles M, Mercer D, et al: A triple-masked, randomized controlled trial comparing ultrasound-guided brachial plexus and distal peripheral nerve block anesthesia for outpatient hand surgery. Anesthesiol Res Pract. 2014; 2014: 324083

● Macaire P, Singelyn F, Narchi P, Paqueron X: Ultrasound- or nerve stimulation-guided wrist blocks for carpal tunnel release: a randomized prospective comparative study. Reg Anesth Pain Med 2008; 33: 363-368.

● McCartney CJL, Xu D, Constantinescu C, et al: Ultrasound examination of peripheral nerves in the forearm. Reg Anesth Pain Med 2007; 32: 434-439.

● Soberón JR, Bhatt NR, Nossaman BD, Duncan SF, Patterson ME, Sisco-Wise LE: Distal peripheral nerve blockade for patients undergoing hand surgery: a pilot study. Hand (NY) 2015; 10: 197-204.

● Hadzic's Peripheral Nerve Blocks and Anatomy for Ultrasound-Guided Regional Anesthesia, 3rd Edition. McGrawHill, New York, NY 2021. ISBN 978-0071717595.

● Hadzic's Textbook of Regional Anesthesia and Acute Pain Management, 2nd Edition. McGrawHill, New York, NY 2017. ISBN 978-0071717595.

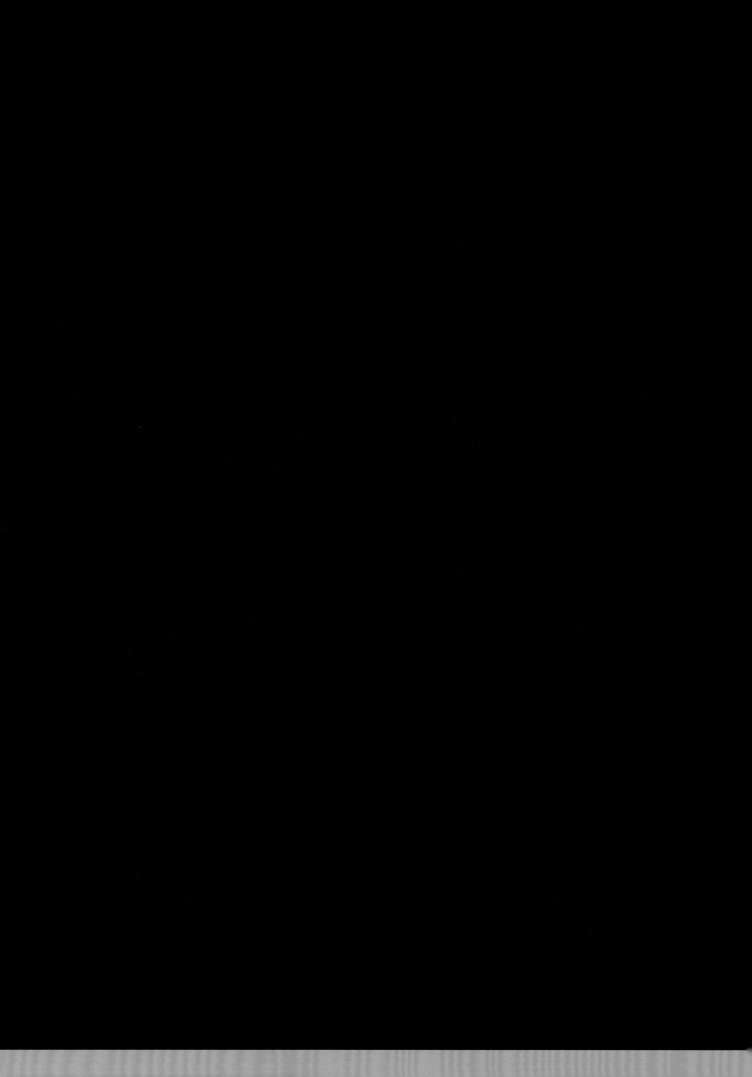

下 肢

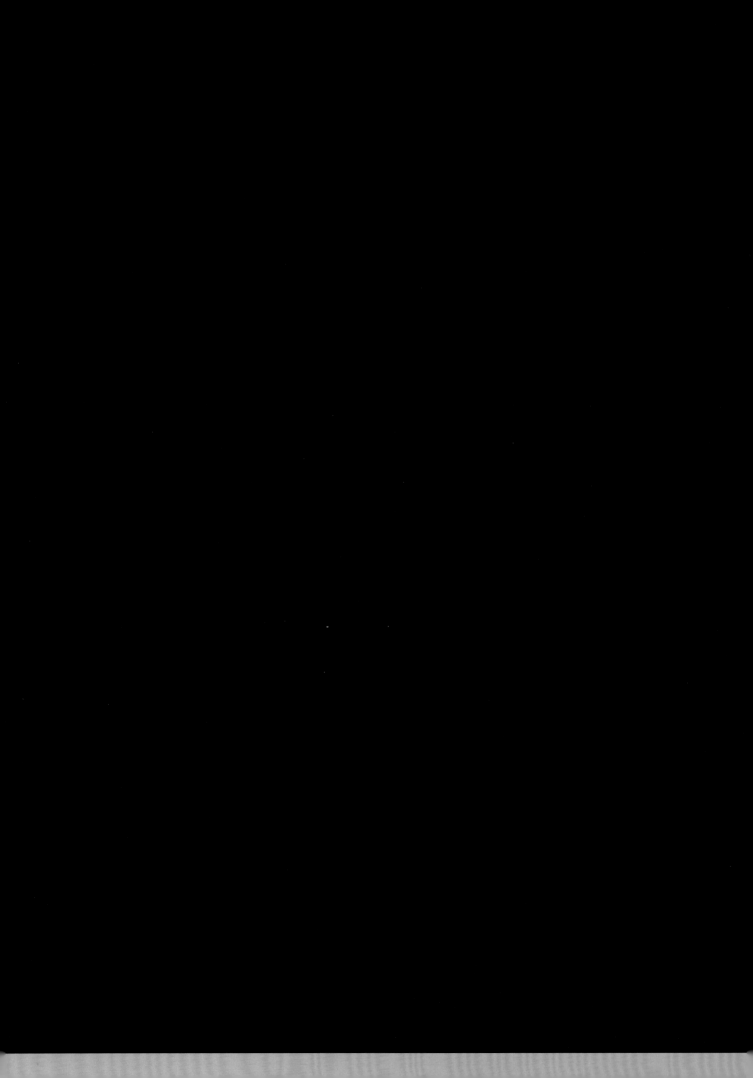

髂筋膜阻滞

▶▶ 要点速览

适应证： 用于髋部骨折及髋部手术的镇痛。

目标： 局麻药在髂筋膜下向腰丛扩散。

患者体位： 仰卧位，便于探查腹股沟区。

体表标志： 腹股沟皱褶和髂前上棘。

线阵

22 号，短斜面，绝缘刺激针（可选）

20～30 ml

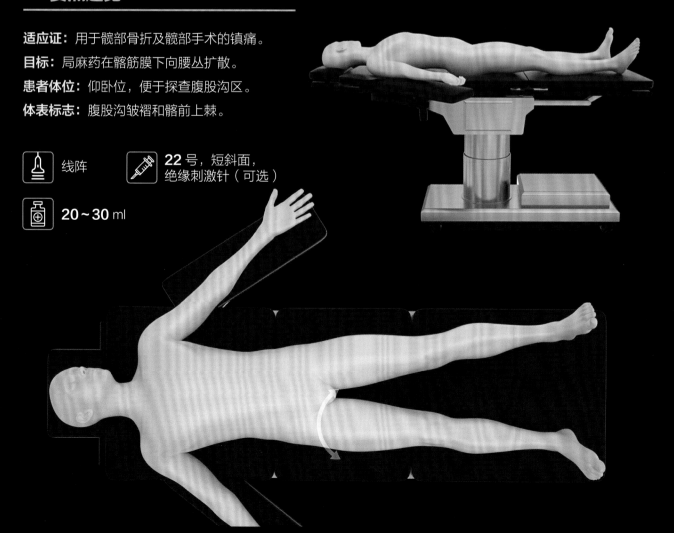

功能解剖

髂筋膜位于骨盆内髂肌前方（髂肌表面），并覆盖其下方的股神经和股外侧皮神经。

- **股神经：** 紧靠髂筋膜深面，位于股动脉外侧。
- **股外侧皮神经：** 位于缝匠肌的表面和外侧。

  阻滞原理： 在髂筋膜下注射足量局麻药可能使局麻药在筋膜下扩散至上述神经。

局麻药在髂筋膜下向腰骶神经丛的扩散是不确定的。由于扩散的不可控性，这种技术主要用于镇痛，而不是麻醉。

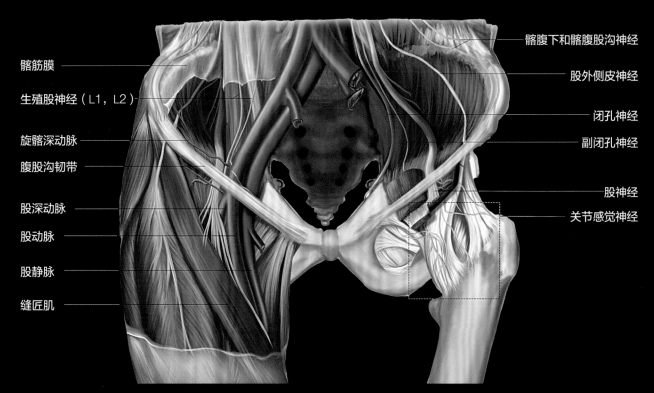

图 1　髂筋膜解剖及其与股神经、股外侧皮神经和闭孔神经的关系

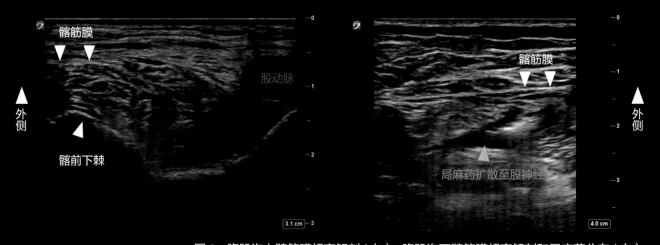

图 2　腹股沟上髂筋膜超声解剖（左），腹股沟下髂筋膜超声解剖和局麻药分布（右）

▶▶ 阻滞范围

髂筋膜下注射局麻药后，局麻药扩散至下述神经，使其支配区域出现感觉和运动阻滞：

- **感觉：** 股神经及其髋关节分支，股外侧皮神经，偶尔可阻滞闭孔神经。
- **运动：** 股四头肌、缝匠肌和耻骨肌。

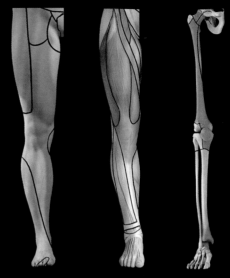

图 3　筋膜阻滞的阻滞范围

腹股沟下入路

超声引导下髂筋膜阻滞可以在腹股沟韧带的下方或上方进行。

扫查技术

将探头横向放置在腹股沟处，识别股动脉、股静脉、股神经、髂腰肌以及覆盖神经和髂肌的髂筋膜。从此处开始向外侧扫查以确定进针点。

提示

髂筋膜总是位于股神经上方。若不能确定髂筋膜，可先确定股血管和股神经的位置；髂筋膜覆盖在这些结构的上方。

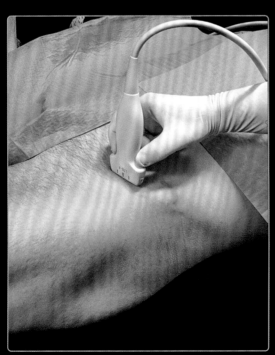

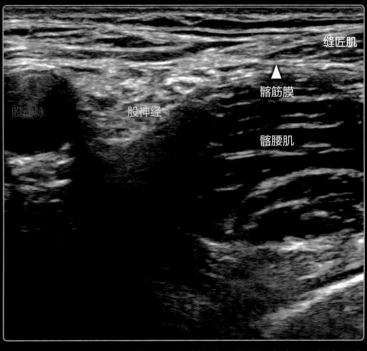

缝匠肌

髂筋膜

股动脉　　股神经

髂腰肌

图 4　腹股沟下入路髂筋膜阻滞的探头位置和超声图像

进针方法及路径

采用平面内技术，由外侧向内侧进针，使针尖到达髂筋膜下方，远离股神经。注射 1～2 ml 药液以确认针尖位置无误，随后注射 20～30 ml 局麻药完成阻滞。

> **重要提示**
>
> 髂筋膜阻滞技术依赖于局麻药在筋膜下腔隙的扩散。避免对探头施加压力，以使髂筋膜下腔隙开放，有利于药液向股神经和其他腰丛分支扩散。

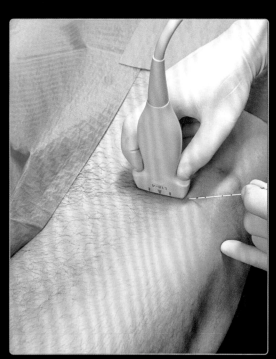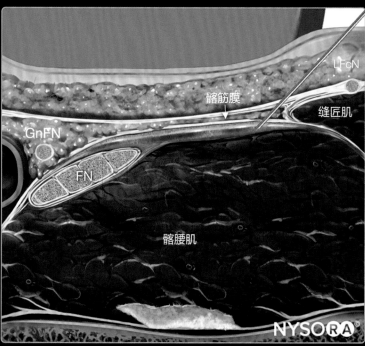

图 5　腹股沟下入路髂筋膜阻滞。图示为平面内进针及髂筋膜下局麻药分布（蓝色）。FN，股神经；GnFN，生殖股神经；LFcN，股外侧皮神经

腹股沟上入路

腹股沟上入路常用扫查技术：

技术 1（纵向）

1. 将探头斜矢状位放置于髂前上棘内侧，垂直于腹股沟韧带。
2. 向内侧滑动探头，始终垂直于腹股沟韧带，直至识别髂前下棘。
3. 识别腹股沟韧带两侧相对的缝匠肌和腹内斜肌，形成"**领结**"或"**沙漏**"征。旋髂深动脉常见于腹横肌和髂肌之间，有助于进一步确认层次结构。

技术 2（横向）

1. 将探头横向放置于腹股沟上方，识别股血管、股神经和覆盖髂肌的髂筋膜。
2. 向外侧滑动探头直至出现缝匠肌，而后将探头向头侧滑动，直至出现髂前下棘。

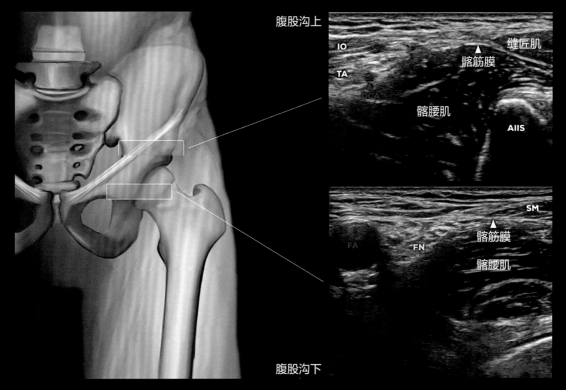

腹股沟上

腹股沟下

图6　腹股沟下和腹股沟上入路髂筋膜阻滞的探头位置和超声图像。IO，腹内斜肌；TA，腹横肌；AIIS，髂前下棘；DCA，旋髂深动脉；FA，股动脉；FN，股神经；SM，缝匠肌

进针方法及路径

1. 平面内进针，由外侧向内侧穿过缝匠肌和髂筋膜。
2. 回吸阴性后，注射 1~2 ml 局麻药确认注射平面位于髂筋膜与髂腰肌之间。

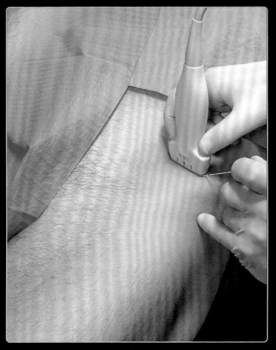

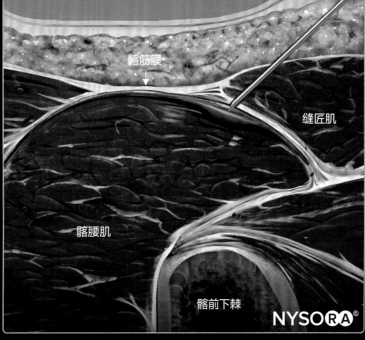

图7　腹股沟上入路髂筋膜阻滞的逆向超声解剖。图示为平面内进针及髂筋膜下局麻药分布（蓝色）

髂筋膜阻滞的局麻药选择			
适应证	**阻滞类型**	**局麻药**	**容量**
– 全髋关节置换术 – 髋关节骨折 – 髋关节翻修	腹股沟上或 腹股沟下髂筋膜阻滞	0.25% 布比卡因或 0.2%~0.3% 罗哌卡因	20~30 ml

▸▸ 要点与流程

- 该阻滞需要大容量药液。成人需要 20~30 ml 局麻药。

- 加压并倾斜探头以改善髂腰肌表面髂筋膜的可识别度。但是，一定要在注药前释放探头压力，以利于筋膜下腔隙开放及局麻药的扩散。

- 当局麻药扩散到筋膜以上或肌肉内时，应重新进针。

- 注射局麻药时释放探头压力，以利于局麻药在筋膜下扩散。

- 加入 1 : 300 000 的肾上腺素可使阻滞持续时间延长 30%。

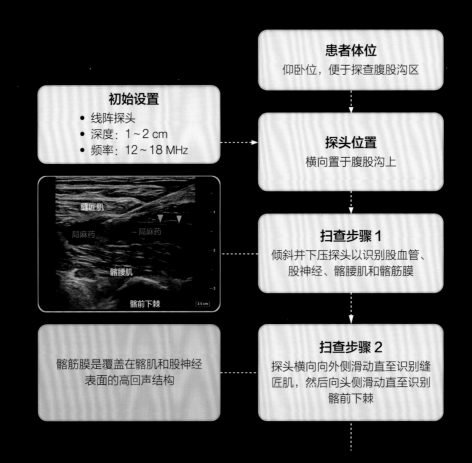

患者体位
仰卧位，便于探查腹股沟区

初始设置
- 线阵探头
- 深度：1~2 cm
- 频率：12~18 MHz

探头位置
横向置于腹股沟上

扫查步骤 1
倾斜并下压探头以识别股血管、股神经、髂腰肌和髂筋膜

髂筋膜是覆盖在髂肌和股神经表面的高回声结构

扫查步骤 2
探头横向向外侧滑动直至识别缝匠肌，然后向头侧滑动直至识别髂前下棘

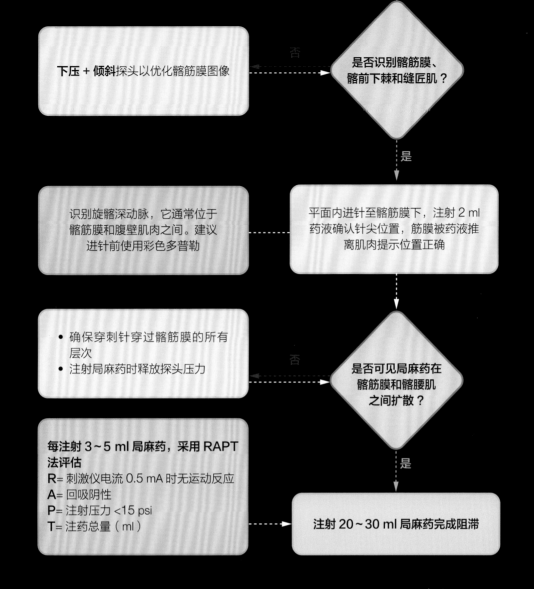

下压 + 倾斜探头以优化髂筋膜图像 ←否— 是否识别髂筋膜、髂前下棘和缝匠肌？

↓是

识别旋髂深动脉，它通常位于髂筋膜和腹壁肌肉之间。建议进针前使用彩色多普勒 ←— 平面内进针至髂筋膜下，注射 2 ml 药液确认针尖位置，筋膜被药液推离肌肉提示位置正确

↓

- 确保穿刺针穿过髂筋膜的所有层次
- 注射局麻药时释放探头压力

←否— 是否可见局麻药在髂筋膜和髂腰肌之间扩散？

↓是

每注射 3~5 ml 局麻药，采用 RAPT 法评估
R= 刺激仪电流 0.5 mA 时无运动反应
A= 回吸阴性
P= 注射压力 <15 psi
T= 注药总量（ml）

←— 注射 20~30 ml 局麻药完成阻滞

（李奕楠 译　张　冉 审校）

● Aliste J, Layera S, Bravo D, et al. Randomized comparison between pericapsular nerve group (PENG) block and suprainguinal fascia iliaca block for total hip arthroplasty. Reg Anesth Pain Med. 2021; 46(10): 874-878.

● Behrends M, Yap EN, Zhang AL, Kolodzie K, Kinjo S, Harbell MW, Aleshi P: Preoperative fascia iliaca block does not improve analgesia after arthroscopic hip surgery, but causes quadriceps muscles weakness. Anesthesiology 2018; 129: 536-543.

● Capdevila X, Biboulet P, Bouregba M, Barthelet Y, Rubenovitch J, D'Athis F: Comparison of the three-in-one and fascia iliaca compartment blocks in adults: Clinical and radiographic analysis. Anesth Analg 1998; 86: 1039-1044.

● Desmet M, Vermeylen K, Herreweghe I Van, Carlier L, Soetens F, Lambrecht S, Croes K, Pottel H, Velde M Van de: A longitudinal su-pra-inguinal fascia iliaca compartment block reduces morphine consumption after total hip arthroplasty. Reg Anesth Pain Med 2017; 42: 327-333.

● Dolan J, Williams A, Murney E, Smith M, Kenny GNC: Ultrasound guided fascia iliaca block : A comparison with the loss of resistance technique. Reg Anesth Pain Med 2008; 33: 526-533.

● Foss NB, Kristensen BB, Bundgaard M, Bak M, Heiring C, Virkelyst C, Hougaard S, Kehlet H: Fascia iliaca compartment blockade for acute pain control in hip fracture patients. Anesthesiology 2007; 106: 773-778.

● Gasanova I, Alexander JC, Estrera K, Wells J, Sunna M, Minhajuddin A, Joshi GP: Ultrasound-guided suprainguinal fascia iliaca compartment block versus periarticular infiltration for pain management after total hip arthroplasty: A randomized controlled trial. Reg Anesth Pain Med 2019; 44: 206-211.

● Guay J, Parker MJ, Griffiths R, Kopp SL: Peripheral nerve blocks for hip fractures: A cochrane review. Reg Anesth Acute Pain Med 2018; 126: 1695-1704.

● Hebbard P, Ivanusic J, Sha S: Ultrasound-guided supra-inguinal fascia iliaca block: A cadaveric evaluation of a novel approach. Anaesthesia 2011; 66: 300-305.

● Steenberg J, Møller AM: Systematic review of the effects of fascia iliaca compartment block on hip fracture patients before operation. Br J Anaesth 2018; 120: 1368-1380.

● Swenson JD, Davis JJ, Stream JO, Crim JR, Burks RT, Greis PE: Local anesthetic injection deep to the fascia iliaca at the level of the inguinal ligament: The pattern of distribution and effects on the obturator nerve. J Clin Anesth 2015; 27: 652-657.

● Vermeylen K, Desmet M, Leunen I, Soetens F, Neyrinck A, Carens D, Caerts B, Seynaeve P, Hadzic A, Velde M Van De: Supra-inguinal injection for fascia iliaca compartment block results in more consistent spread towards the lumbar plexus than an infra-inguinal injection : a volunteer study. Reg Anesth Pain Med 2019; 44: 483-491.

● Vermeylen K, Soetens F, Leunen I, Hadzic A, Boxtael S Van, Pomés J, Prats-Galino A, Velde M Van de, Neyrinck A, Sala-Blanch X: The effect of the volume of supra-inguinal injected solution on the spread of the injectate under the fascia iliaca: A preliminary study. J Anesth 2018; 32: 908-913.

● Weller RS: Does Fascia Iliaca Block Result in Obturator Block? Reg Anesth Pain Med 2008; 34: 524-530.

● Zhang X, Ma J: The efficacy of fascia iliaca compartment block for pain control after total hip arthroplasty: A meta-analysis. J Orthop Surg Res 2019; 14: 1-10.

● Hadzic's Peripheral Nerve Blocks and Anatomy for Ultrasound-Guided Regional Anesthesia, 3rd Edition. McGrawHill, New York, NY 2021. ISBN 978-0071717595.

● Hadzic's Textbook of Regional Anesthesia and Acute Pain Management, 2nd Edition. McGrawHill, New York, NY 2017. ISBN 978-0071717595.

11

髋关节囊周神经阻滞

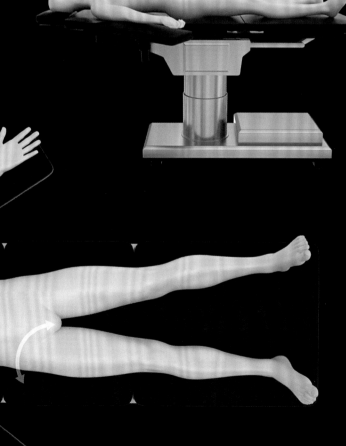

▶▶ 要点速览

适应证： 用于髋部骨折或关节置换术后的镇痛
（尤其是前路手术）。

目标： 局麻药在髂腰肌和髂腰切迹之间以及髋关
节前囊扩散。

患者体位： 仰卧位，下肢完全伸展，轻微外旋。

体表标记： 腹股沟皱褶，髂前下棘。

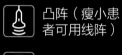 凸阵（瘦小患
者可用线阵）

22 号
8~10 cm

 15 ml

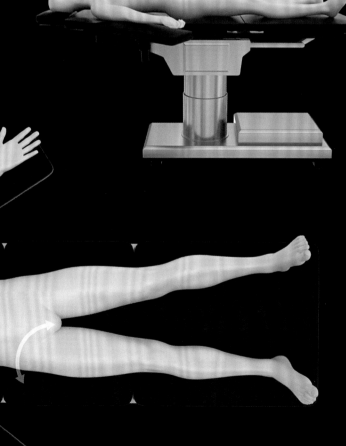

　　PENG 是"关节囊周神经（PEricapsular Nerve Group）"的首字母缩写。全髋关节置换术后疼痛主要来自腰丛终末神经支配的髋关节前囊：

- **股神经：** 股神经的关节支在髂腰切迹表面下行，该切迹位于髂前下棘（AIIS）和髂耻隆起之间。这些神经末梢到达髂腰肌和髂股韧带之间的平面（髂腰肌平面）并支配髋关节囊的前面和外侧面。
- **闭孔神经：** 关节支通过闭孔外肌和耻骨肌之间的闭孔出骨盆，支配髋关节囊的前面和内侧面。
- **副闭孔神经：** 由 L2 至 L5 的腹侧分支组成，在 10%～30% 的患者中参与髋关节的神经支配。它走行于腰大肌深面，越过耻骨上支，支配髋关节囊下内侧。
- **股外侧皮神经（LFCN）** 支配大腿前外侧皮肤，它在腹股沟韧带下方，髂前上棘（ASIS）的内侧，向远端走行至缝匠肌表面。
- 髋关节后方受坐骨神经和骶丛分支（臀上神经、臀下神经和股方肌神经关节支）支配。

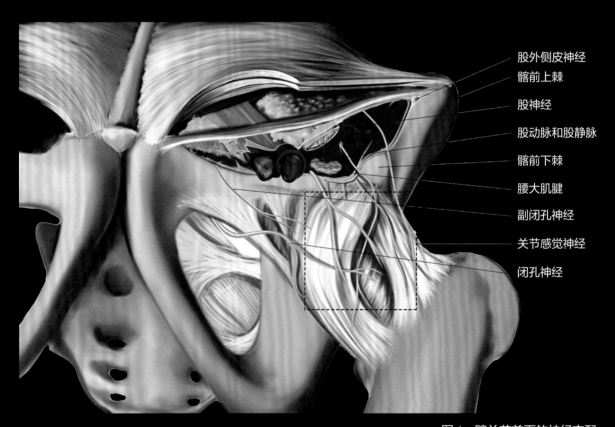

股外侧皮神经
髂前上棘
股神经
股动脉和股静脉
髂前下棘
腰大肌腱
副闭孔神经
关节感觉神经
闭孔神经

图 1　髋关节前面的神经支配

提示

必须确保缓慢进针，以降低穿刺针进入盆腔的风险。

▶▶ 阻滞范围

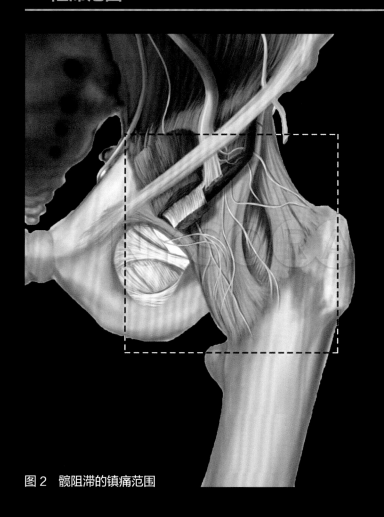

图 2　髋阻滞的镇痛范围

　　感觉阻滞的分布取决于局麻药扩散和患者自身的解剖结构。总的来说，髋关节阻滞对髋关节的前内侧起到镇痛作用。

▶▶ 阻滞技术

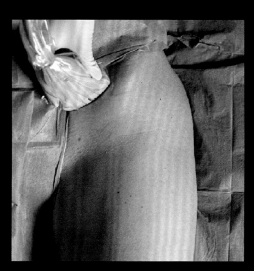

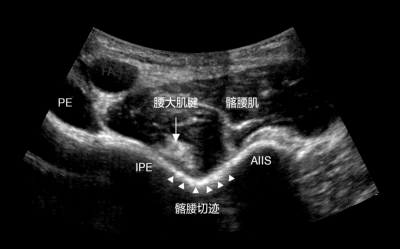

图 3　髋阻滞的探头位置和超声解剖。FA，股动脉；PE，耻骨肌；IPE，髂耻隆起；AIIS，髂前下棘

根据探头的方向，可以采用不同的方法实施 PENG（髋）阻滞（图 4）。这里我们将描述在 NYSORA 临床实践中使用的方法。

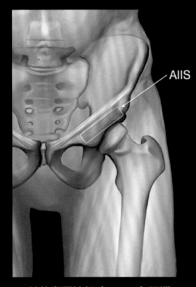
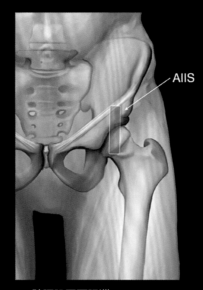
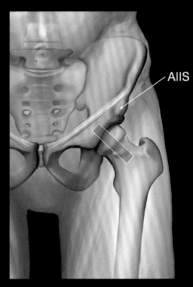

A. 关节囊周神经（PENG）阻滞　　B. 髂腰肌平面阻滞　　C. 髋关节囊前方阻滞

图 4　髋阻滞的探头位置。A，横斜位；B，矢状位；C，斜矢状位；AIIS，髂前下棘

横斜位（PENG/ 髋阻滞）

探头位置

将探头以横斜位放置于腹股沟皱褶处识别股骨头（图 5）。

扫查技术

1. 向头侧滑动探头，直至识别髂前下棘（AIIS）和髂耻隆起（骨盆边缘）。
2. 轻微旋转探头，将探头向尾侧倾斜并加压，以优化高回声的髂腰切迹和腰大肌腱的成像（位于髂前下棘和髂耻隆起之间）（图 5）。**注意：** 仅需轻微倾斜探头。
3. 同时识别：低回声的髂腰肌和髂腰肌表面的股动脉 / 股神经。

进针方法和路径

1. 平面内进针，由外侧向内侧穿过髂腰肌，朝向腰大肌肌腱和骨面之间的平面前进。**注意：** 进针角度应稍大，以免损伤股神经 / 股动脉。
2. 回吸阴性后，注射 10 ~ 15 ml 局麻药，同时观察髂肌下方和髂腰切迹上方药液的内外侧扩散是否充分。

提示

- 局麻药在髂肌内而不是在髂肌下扩散时，应调整针尖位置（朝向骨面继续进针）。
- 如果注药时感觉阻力较大，可能是由于针尖被骨膜或髂腰肌腱阻塞，可稍微退针。
- 常规识别髂腰肌表面的股动脉和股神经以避免损伤。

- 常见错误:
  1）进针角度过小 = 有损伤股神经和股动脉的风险。
  2）进针朝向近端（头侧）= 有穿刺针进入盆腔并穿破肠管的风险。
- 对于已接受麻醉的患者（如，腰麻后肌肉松弛），阻滞注药位置正确时通常会使髂腰肌腱轻微移位。

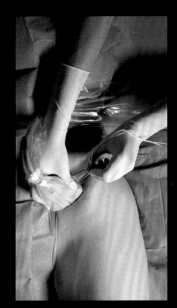
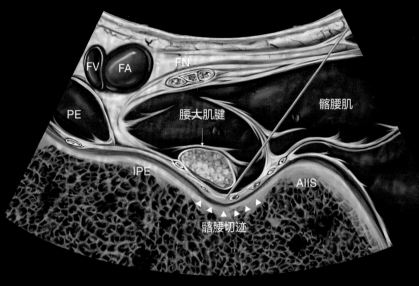

图 5　髋阻滞和逆向超声解剖。FA，股动脉；FV，股静脉；FN，股神经；PE，耻骨肌；IPE，髂耻隆起；AIIS，髂前下棘

▶▶ 局麻药选择

　　0.5% 布比卡因或 0.5% 罗哌卡因是髋关节手术后提供持久镇痛的最佳选择。同样，与其他筋膜平面浸润一样，在布比卡因中加入脂质体布比卡因可以延长镇痛时间。

髋阻滞的局麻药选择			
适应证	阻滞类型	局麻药	容量
术后镇痛： 全髋关节置换术 – 髋部骨折	髋阻滞	0.5% 布比卡因或 0.5% 罗哌卡因 考虑加入 1：300 000 肾上腺素和 （或）Exparel® 来延长阻滞时间	10～15 ml

▶▶ 要点与流程

- 使用彩色多普勒有助于识别股血管。
- 一定要从识别股动脉和股神经开始，以避免损伤。
- 大角度进针，以免损伤股神经和股血管。

患者体位

仰卧位，下肢伸展并轻微外旋

初始设置

- 凸阵或线阵探头
- 深度：4~6 cm
- 神经刺激仪：0.5 mA

探头位置

横向置于腹股沟褶皱处，
显示股骨头

在高回声的骨盆边缘（髂前下棘和髂耻隆起之间）可见低回声的髂腰肌和高回声的腰大肌腱。股血管和股神经位于髂腰肌表面内侧

扫查

向头侧滑动探头直至识别骨盆边缘和腰大肌腱

- 向近端/远端，内侧/外侧滑动探头
- 加压，旋转并调整探头倾斜角度，以改善成像质量
- 如有必要，调整超声深度

否

是否显示腰大肌腱和骨盆边缘？

是

平面内进针，由外侧向内侧穿过髂腰肌直至针尖碰到骨面

是

局麻药分布

目标

针尖置于腰大肌腱外侧，骨面和髂腰肌之间

每注射3~5 ml局麻药，采用RAPT法评估

R= 刺激仪电流 0.5 mA 时无运动反应
A= 回吸阴性
P= 注射压力 < 15 psi
T= 注药总量（ml）

- 回吸阴性后注射 2~3 ml 药液以确保局麻药在髂肌下扩散
- **注射 10~15 ml 局麻药完成阻滞**

（李奕楠 译 张 冉 审校）

▶▶ 参考文献

- Aliste J, Layera S, Bravo D, et al. Randomized comparison between pericapsular nerve group (PENG) block and suprainguinal fascia iliaca block for total hip arthroplasty. Reg Anesth Pain Med. 2021; 46(10): 874-878.

- Birnbaum K, Prescher A, Hepler S, Heller K-D: The sensory innervation of the hip joint - an anatomical study. Surg Radiol Anat 1997; 19: 371-375.

- Gasanova I, Alexander JC, Estrera K, Wells J, Sunna M, Minhajuddin A, Joshi GP: Ultrasound-guided suprainguinal fascia iliaca compartment block versus periarticular infiltration for pain management after total hip arthroplasty: a randomized controlled trial. Reg Anesth Pain Med 2019; 44: 206-211.

- Girón-Arango L, Peng PWH, Chin KJ, Brull R, Perlas A: Pericapsular nerve group (PENG) block for hip fracture. Reg Anesth Pain Med 2018; 43.

- Lin DY, Morrison C, Brown B, et al. Pericapsular nerve group (PENG) block provides improved short-term analgesia compared with the femoral nerve block in hip fracture surgery: a single-center double-blinded randomized comparative trial. Reg Anesth Pain Med. 2021; 46(5): 398-403.

- Nielsen ND, Greher M, Moriggl B, Hoermann R, Nielsen TD, Børglum J, Bendtsen TF: Spread of injectate around hip articular sensory branches of the femoral nerve in cadavers. Acta Anaesthesiol Scand 2018; 62: 1-6.

- Nielsen TD, Moriggl B, Søballe K, Kolsen-Petersen JA, Børglum J, Bendtsen TF: A cadaveric study of ultrasound-guided subpectineal injectate spread around the obturator nerve and its hip articular branches. Reg Anesth Pain Med 2017; 42: 357-361.

- Orozco S, Muñoz D, Jaramillo S, Herrera AM: Pericapsular Nerve Group (PENG) block for perioperative pain control in hip arthroscopy. J Clin Anesth 2019; 59: 3-4.

- Pascarella G, Costa F, Del Buono R, et al. Impact of the pericapsular nerve group (PENG) block on postoperative analgesia and functional recovery following total hip arthroplasty: a randomized, observer-masked, controlled trial. Anaesthesia. 2021; 76(11): 1492-1498.

- Short AJ, Barnett JJG, Gofeld M, Baig E, Lam K, Agur AMR, Peng PWH: Anatomic study of innervation of the anterior hip capsule: implication for image-guided intervention. Reg Anesth Pain Med 2018; 43.

- Ueshima H, Otake H: Clinical experiences of pericapsular nerve group (PENG) block for hip surgery. J Clin Anesth 2018; 51: 60-1.

- Zheng J, Pan D, Zheng B, Ruan X. Preoperative pericapsular nerve group (PENG) block for total hip arthroplasty: a randomized, placebo-controlled trial [published correction appears in Reg Anesth Pain Med. 2022; 47(3): 155-160.

- Hadzic's Peripheral Nerve Blocks and Anatomy for Ultrasound-Guided Regional Anesthesia, 3rd Edition. McGrawHill, New York, NY 2021. ISBN 978-0071717595.

- Hadzic's Textbook of Regional Anesthesia and Acute Pain Management, 2nd Edition. McGrawHill, New York, NY 2017. ISBN 978-0071717595.

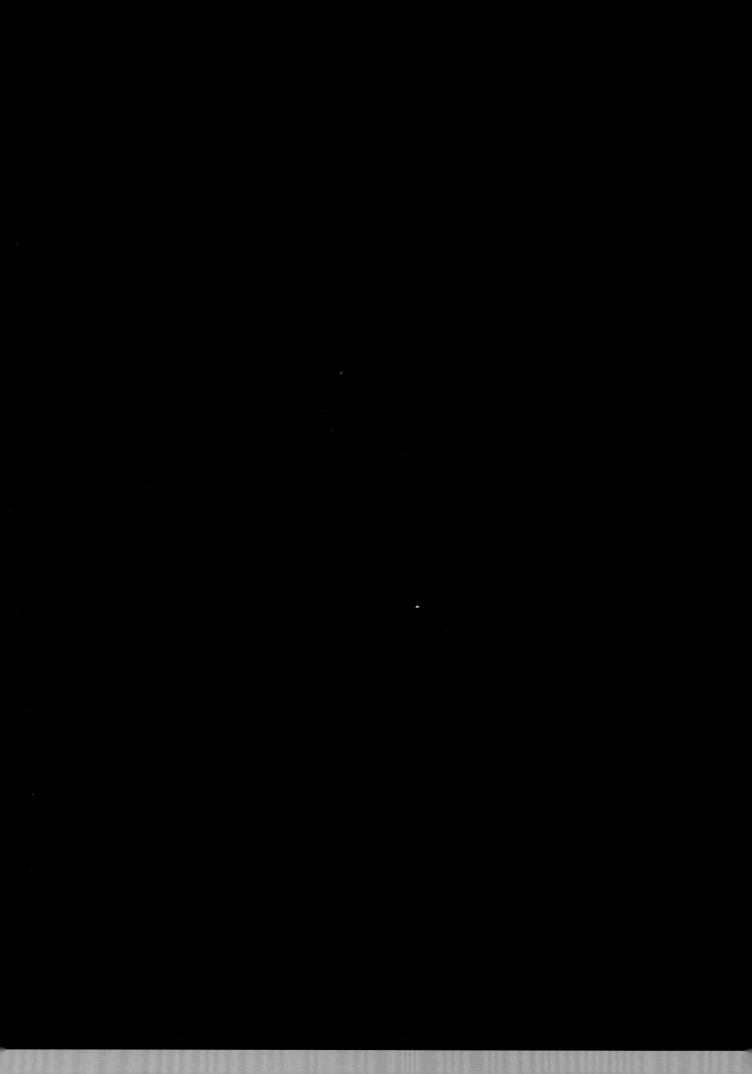

12

股神经阻滞

▶▶ 要点速览

适应证： 用于髋关节、股骨、大腿前部、膝关节和髌骨手术的麻醉和镇痛；髋部骨折镇痛。

目标： 局麻药在股神经周围扩散。

患者体位： 仰卧位，下肢完全伸展，轻微外旋。在肥胖患者中，推开腹部脂肪组织有利于触及腹股沟皱褶。

体表标志： 腹股沟皱褶。

线阵

22 号
5 cm 短斜面

10～15 ml

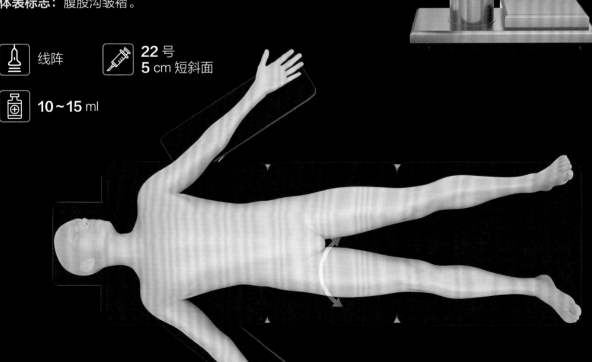

▶▶ 解剖

功能解剖

股神经是腰丛最大的分支。它起源于 L2 至 L4 腰神经腹支的背侧分支。

在第 5 腰椎椎体水平，股神经由内向外穿出腰大肌至髂筋膜深面，继续下行至大腿前间室，该间室位于腹股沟韧带下方，髂腰肌前方，股动脉和股静脉外侧。

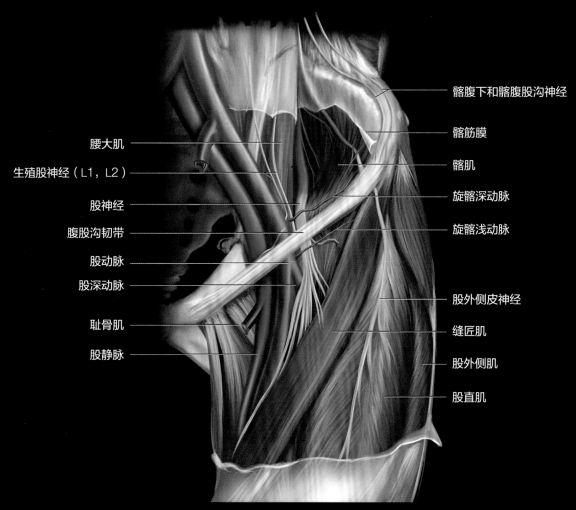

腰大肌	髂腹下和髂腹股沟神经
生殖股神经（L1，L2）	髂筋膜
股神经	髂肌
腹股沟韧带	旋髂深动脉
股动脉	旋髂浅动脉
股深动脉	股外侧皮神经
耻骨肌	缝匠肌
股静脉	股外侧肌
	股直肌

图 1　腹股沟皱褶处股神经和股血管的解剖关系

在股三角内，股神经在股动脉外侧和稍深处走行并发出多个分支：

- **深支**支配髋关节、股骨和膝关节的前部。
- **肌支**支配髂肌、腰大肌、耻骨肌、股直肌、股外侧肌、股中间肌、股内侧肌和缝匠肌。
- **皮支**支配大腿和膝关节前面的皮肤。

  最内侧分支是隐神经，沿股动脉下行，支配髌骨、膝关节表面皮肤和小腿内侧。

▶▶ 阻滞范围

股神经支配：

- **关节**：部分髋关节，膝关节前部和踝关节内侧。
- **骨骼**：股骨前部。
- **肌肉**：膝关节伸肌群（股四头肌、缝匠肌和耻骨肌）。
- **皮肤**：大腿和膝关节的前内侧，小腿内侧至足内侧。

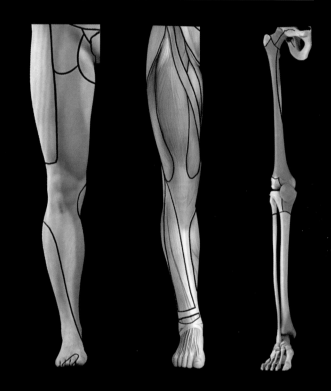

图 2 　股神经阻滞的阻滞范围

▶▶ 阻滞技术

将探头横向放置在腹股沟皱褶上，识别搏动的股动脉及其内侧的股静脉。

> **提示**
> - 调整探头**压力**并**倾斜**探头，以突出显示神经上方的髂筋膜。
> - 如果在起始位置看到两个动脉，将探头向近端**滑动**，直至观察到股动脉（一个动脉）。

阻滞原理： 在分叉远端进行阻滞不能阻滞整个神经，因为一些分支已经在近端自股神经发出。只有在需要股神经阻滞麻醉下进行膝关节前侧、髌骨或股四头肌肌腱修复时，近端阻滞才非常重要。

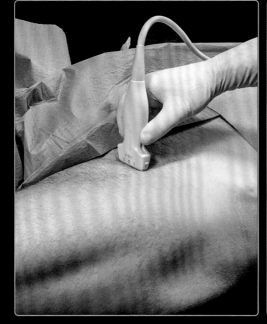
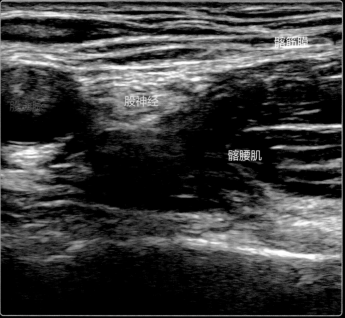

图3 腹股沟皱褶处股神经阻滞的探头位置及超声解剖。图中可见股神经紧贴髂腰肌表面，被髂筋膜覆盖。股动脉被包裹在血管筋膜鞘中

由外侧向内侧平面内进针（A），穿透股神经外侧的髂筋膜。

注射1~2 ml局麻药以确认针尖位置正确（B），并以10~15 ml局麻药完成阻滞。

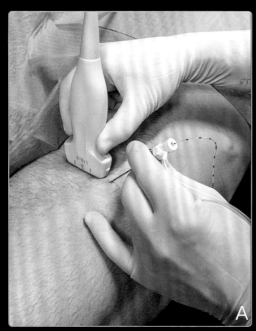
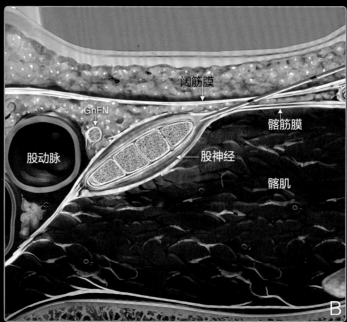

图4 平面内进针行股神经阻滞的逆向超声解剖。GnFN，生殖股神经

以下情况提示注射成功：

● 局麻药将筋膜分开并包绕股神经（B）。

● 注射的局麻药使神经远离针尖。

● 局麻药在覆盖股神经的髂筋膜下扩散于神经上方、下方及四周。

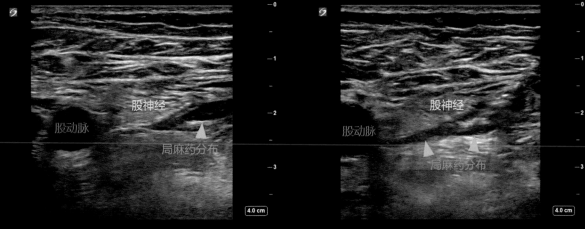

图 5　股神经阻滞；成功的局麻药分布

▶▶ 局麻药选择

股神经阻滞的局麻药选择			
适应证	阻滞类型	局麻药	容量
– 全膝关节置换术 – Fulkerson 截骨术 – 前交叉韧带修复术	股神经阻滞、股三角阻滞或收肌管阻滞	0.25% 布比卡因或 0.2%~0.3% 罗哌卡因	10~15 ml

提示

- 长效局麻药（如，0.5% 布比卡因或 0.5% 罗哌卡因）用于膝关节手术的麻醉或术后镇痛。
- 使用低浓度局麻药（如，0.125%~0.25%）可以减少对股四头肌肌力的影响，但不能完全避免。
- 通常 10 ml 的容量足以达到有效的阻滞。
- 已有布比卡因脂质体用于股神经阻滞的报道。研究表明，疼痛评分和阿片类药物的消耗量均有所下降。迄今为止，这种局麻药的缓释制剂尚未被批准用于股神经阻滞。

▶▶ 要点与流程

- 倾斜探头以优化神经图像。
- 朝向股神经外侧的髂筋膜进针，避免针与神经接触。
- 如果使用神经刺激仪（0.5 mA，0.1 ms），针尖与股神经接触可诱发股四头肌群的运动反应。
- 警惕股四头肌肌力减弱——有跌倒风险。
- 局麻药在神经周围的环形扩散并不是阻滞成功所必需的。

患者体位

仰卧位，下肢伸展并轻微外旋

初始设置

- 线阵探头
- 深度：2~4 cm
- 神经刺激仪：0.5 mA

探头位置

横向置于腹股沟皱褶处

扫查

下压并倾斜探头，向近端/远端滑动
识别股动脉和股神经

是否确认股动脉和股神经？

否

- 向近端/远端，内侧/外侧滑动探头
- 加压，并调整探头倾斜角度，以改善成像质量
- 可以使用彩色多普勒识别动脉
- 如有必要，调整超声深度

是

平面内进针，在股神经外侧由外向内朝向髂筋膜进针

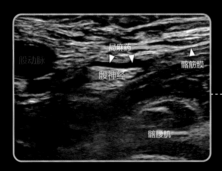

局麻药　髂筋膜
股动脉
股神经
髂腰肌

目标

穿刺针位于股神经外侧，
髂筋膜深面

每注射 3~5 ml 局麻药，采用 RAPT 法评估

R= 刺激仪电流 0.5 mA 时无运动反应
A= 回吸阴性
P= 注射压力 <15 psi
T= 注药总量（ml）

- 回吸阴性后注射 2~3 ml 局麻药，确保药液在股神经周围扩散
- 成功注射局麻药会使股神经向内侧移动
- **注射 10~15 ml 局麻药完成阻滞**

（李奕楠 译　张　冉 审校）

▶▶ 参考文献

- Casati A, Baciarello M, Cianni S Di, Danelli G, Marco G De, Leone S, Rossi M, Fanelli G: Effects of ultrasound guidance on the minimum effective anaesthetic volume required to block the femoral nerve. Br J Anaesth 2007; 98: 823-827.

- Ee-Yuee C, Fransen M, David A P, Pryseley N A, Chua N: Femoral nerve blocks for acute postoperative pain after knee replacement surgery (Review). Cochrane Database Syst Rev 2016; 13: CD009941.

- Fredrickson MJ, Danesh-Clough TK. Ambulatory continuous femoral analgesia for major knee surgery: A randomized study of ultrasound-guided femoral catheter placement. Anaesth Intensive Care 2009; 37(5): 758-766.

- Gabriel RA, Kaye AD, Nagrebetsky A, Jones MR, Dutton RP, Urman RD: Utilization of femoral nerve blocks for total knee arthroplasty. J Arthroplasty 2016; 31: 1680-1685.

- Gurnaney H, Kraemer F, Ganesh A. Ultrasound and nerve stimulation to identify an abnormal location of the femoral nerve. Reg Anesth Pain Med 2009; 34(6): 615.

- Hishiyama S, Ishiyama T, Asano N, Kotoda M, Ikemoto K, Matsukawa T. Femoral nerve block for total knee arthroplasty. Masui. 2014; 63(8): 872-876.

- Lang SA. Ultrasound and the femoral three-in-one nerve block: weak methodology and inappropriate conclusions. Anesth Analg 1998; 86(5): 1147-1148.

- Marhofer P, et al. Ultrasonographic guidance improves sensory block and onset time of three-in-one blocks. Anesth Analg 1997; 85(4): 854-857.

- Niazi AU, et al. Methods to ease placement of stimulating catheters during in-plane ultrasound-guided femoral nerve block. Reg Anesth Pain Med 2009; 34(4): 380-381.

- O'Donnell BD, Mannion S. Ultrasound-guided femoral nerve block, the safest way to proceed? Reg Anesth Pain Med 2006; 31(4): 387-388.

- Ogami K, Murata H, Sakai A, Sato S, Saiki K, Okamoto K, Manabe Y, Hara T, Tsurumoto T: Deep and superficial circumflex iliac arteries and their relationship to the ultrasound-guided femoral nerve block procedure: A cadaver study. Clin Anat 2017; 30: 413-420.

- Riddell M, Ospina M, Holroyd-Leduc JM: Use of femoral nerve blocks to manage hip fracture pain among older adults in the emergency department: A systematic review. Can J Emerg Med 2016; 18: 245-252.

- Ruiz A, Sala-Blanch X, Martinez-Ocón J, Carretero MJ, Sánchez-Etayo G, Hadzic A: Incidence of intraneural needle insertion in ultrasound-guided femoral nerve block: A comparison between the out-of-plane versus the in-plane approaches. Rev Esp Anestesiol Rean-im 2014; 61: 73-77.

- Schafhalter-Zoppoth I, Moriggl B. Aspects of femoral nerve block. Reg Anesth Pain Med 2006; 31(1): 92-93.

- Sites BD, et al. A single injection ultrasound-assisted femoral nerve block provides side effect-sparing analgesia when compared with intrathecal morphine in patients undergoing total knee arthroplasty. Anesth Analg 2004; 99(5): 1539-1543.

- Sites BD, et al. A comparison of sensory and motor loss after a femoral nerve block conducted with ultrasound versus ultrasound and nerve stimulation. Reg Anesth Pain Med 2009; 34(5): 508-513.

- Soong J, Schafhalter-Zoppoth I, Gray AT. The importance of transducer angle to ultrasound visibility of the femoral nerve. Reg Anesth Pain Med 2005; 30(5): 505.

- Wang AZ, et al. Ultrasound-guided continuous femoral nerve block for analgesia after total knee arthroplasty: catheter perpendicular to the nerve versus catheter parallel to the nerve. Reg Anesth Pain Med 2010; 35(2): 127-131.

- Hadzic's Peripheral Nerve Blocks and Anatomy for Ultrasound-Guided Regional Anesthesia, 3rd Edition. McGrawHill, New York, NY 2021. ISBN 978-0071717595.

- Hadzic's Textbook of Regional Anesthesia and Acute Pain Management, 2nd Edition. McGrawHill, New York, NY 2017. ISBN 978-0071717595.

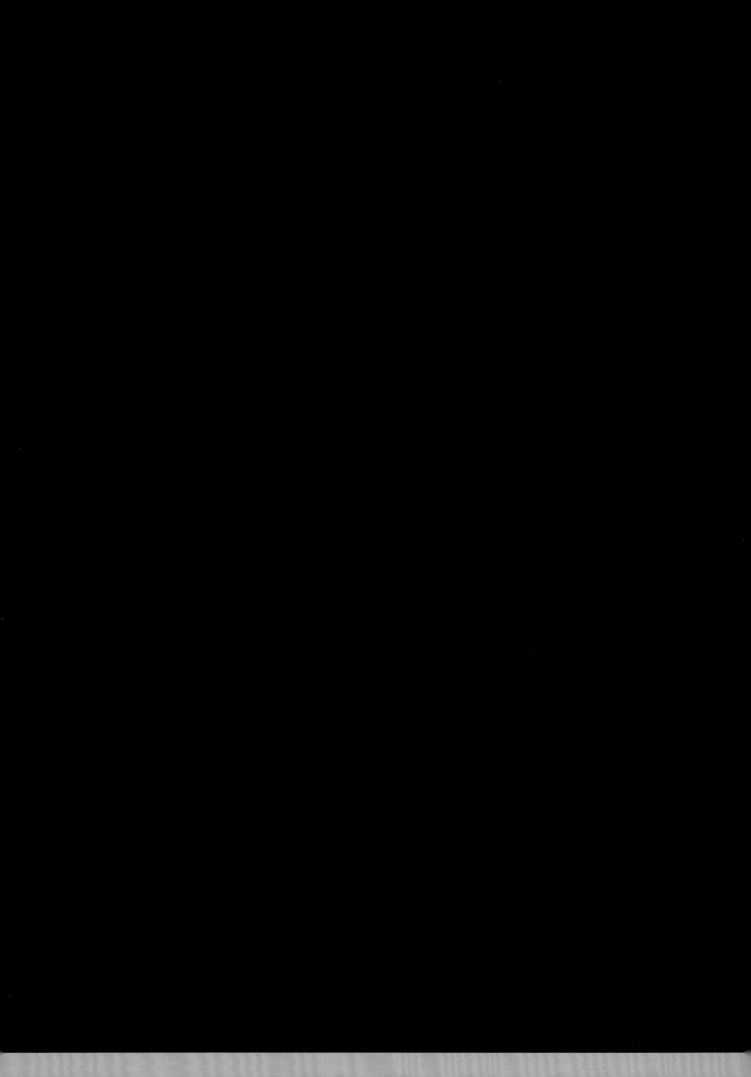

隐神经阻滞

▶▶ 要点速览

适应证： 膝关节手术、膝关节以下小腿内侧皮肤（如踝关节或足的手术）的镇痛。可与坐骨神经阻滞联合用于膝关节以下的手术（如足部截肢、踝关节骨折）。

目标： 局麻药在股三角内的股神经或收肌管内隐神经周围扩散。

患者体位： 仰卧位，大腿外展并外旋以暴露大腿内侧。如有困难，仅双腿分开也是可以的。

体表标志： 大腿的中三分之一。

线阵或凸阵（体型较大的患者）　22 号 5~8 cm

5~10 ml

功能解剖

隐神经是股神经的终末感觉分支。它支配大腿中部至踝关节和（或）足中段内侧。它发出感觉分支支配膝关节的浅层结构（皮肤和髌骨分支）。隐神经阻滞可根据适应证在近端或远端水平实施（膝关节上或下）。

在大腿近端，隐神经与股血管伴行于股三角内，在缝匠肌下进入收肌管。

股三角边界： 顶部—由缝匠肌构成，尖部—由缝匠肌内侧缘与长收肌交叉构成。

重要提示： 股三角尖部为收肌管近端止点。

底边： 股三角注药能提供较好的膝关节镇痛。收肌管注药主要阻滞隐神经。

定义澄清： 股三角远端终止于收肌管。收肌管有时会被误认为"缝匠肌下通道"，尽管缝匠肌构成股三角和收肌管的顶。

收肌管内有什么？ 收肌管内包含隐神经和股动脉，走行于缝匠肌（表层），股内侧肌（前外侧）和长收肌与大收肌（后内侧）构成的三角形筋膜空间内。

股三角 *vs.* 收肌管： 股三角更靠向近端，包含隐神经近端，经常有分支至股内侧肌，有时有闭孔神经分支，均参与膝关节的神经支配。收肌管包含隐神经远端，经常与股内侧皮神经伴行，并可能与腘窝相通。

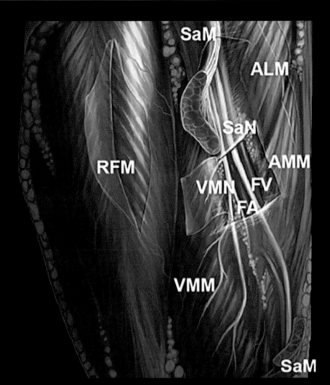

图1　收肌管解剖。SaM，缝匠肌；ALM，长收肌；AMM，大收肌；SaN，隐神经，VMN，股内侧皮神经；RFM，股直肌；VMM，股内侧肌；FA，股动脉；FV，股静脉

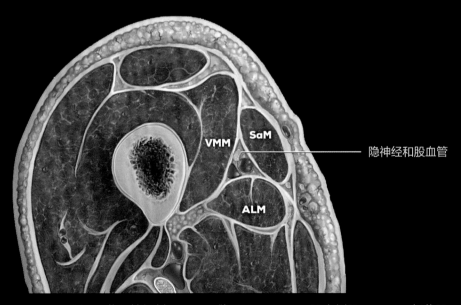

图2　收肌管解剖。SaM，缝匠肌；VMM，股内侧肌；ALM，长收肌

▶▶ 阻滞范围

收肌管水平的隐神经阻滞可以麻醉大腿内侧、膝关节至踝关节和足部内侧的皮肤。

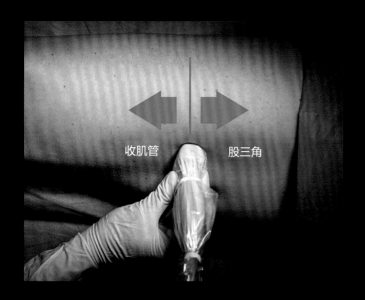

收肌管　　　股三角

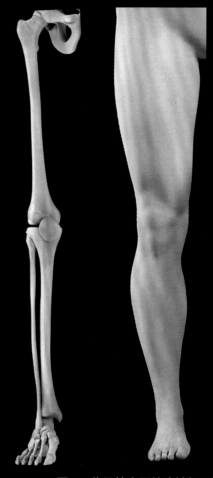

图 3　收肌管水平的隐神经阻滞

▶▶ 阻滞技术

探头横向放置于大腿中段 1/3（内侧），按如下步骤识别注射的正确位置：

* 识别缝匠肌下方的股动脉。
* 上下滑动探头直到缝匠肌内侧与长收肌内侧交点处，以识别股三角和收肌管边界。
* 由此处继续向远端滑动探头直到超声图像上长收肌变短、动脉位于缝匠肌深部中间，该位置为收肌管阻滞的合适位置。

提示

在膝关节与腹股沟连线中点开始扫查。股三角阻滞在该点稍微偏上方，收肌管阻滞在该点下方。

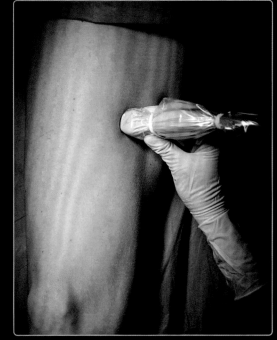
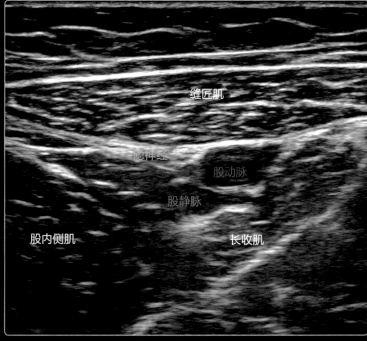

图 4　收肌管水平的隐神经位于缝匠肌、股内侧肌和长收肌之间

　　由外侧向内侧平面内进针，针尖朝向股动脉和隐神经。注射前通过改变探头压力识别股静脉。**该手法使股静脉开放和关闭，更容易辨别和减少静脉内注射和血肿的风险。**

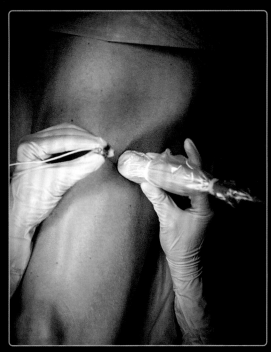
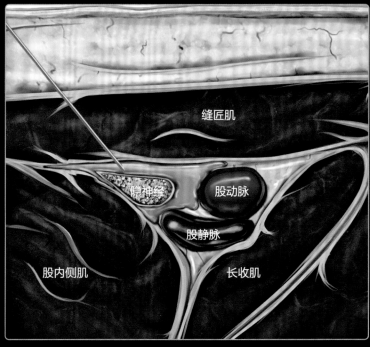

图 5　逆向超声解剖：收肌管水平隐神经阻滞的进针方向和局麻药扩散

回吸阴性，注射 1~2 ml 局麻药确定注药位置正确（股动脉旁、隐神经周围）。

注射 10 ml 局麻药完成阻滞，注药过程中不要改变探头压力以避免收肌管内的解剖关系变化。改变进针方向使药液更容易扩散。

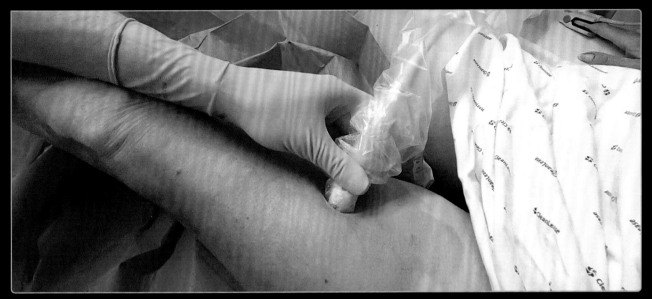

图 6　收肌管水平的隐神经阻滞

▶▶ 局麻药选择

收肌管阻滞最常应用于术后镇痛，常用的局麻药为长效局麻药如 0.25% 的布比卡因或 0.5% 的罗哌卡因。

隐神经阻滞的局麻药选择

适应证	阻滞类型	局麻药	容量
膝关节手术镇痛： – 全膝关节置换术 – Fulkerson 截骨术 – 前交叉韧带修复术	收肌管阻滞或股三角阻滞	0.25% 的布比卡因或 0.5% 的罗哌卡因，可按 1∶300 000 的比例加入肾上腺素	5~10 ml

▶▶ 要点与流程

- **彩色多普勒：** 如果找不到股动脉：1）应用彩色或功率多普勒模式和（或）2）在腹股沟处找到股动脉，沿股动脉向远端扫查。

- **局麻药容量：** 不要超过 10 ml。更大量的局麻药可能会导致股四头肌的运动阻滞，在发生静脉内注射时（如股静脉）会增加局麻药毒性反应的风险。

- **需要看到神经吗？** 隐神经的超声图像呈高回声，尽管如此，神经并不总是能被看到（如体型较大的患者）。无论如何，在股动脉外侧注射 10 ml 局麻药都能成功阻滞。注药后隐神经通常能更好地显影。

- **平面内还是平面外？** 平面内和平面外进针技术都可采用（对于体型较大的患者，平面外技术更容易实施）。

患者体位

仰卧位；腿外展外旋

初始设置

- 线阵探头（体型较大患者凸阵探头）
- 深度：3~5 cm
- 神经刺激仪：0.5 mA

探头位置

探头放置于大腿中部识别缝匠肌深部的血管

提示

- 在该水平远端注射会出现收肌管阻滞
- 在该水平近端注射会出现股三角阻滞

扫查

在大腿向近端 / 远端扫查找到缝匠肌内侧与长收肌内侧相交的水平

是否确认收肌管界限？

否

- 向近端 / 远端滑动探头直到股动脉位于缝匠肌深部中点位置
- 隐神经位于动脉的外侧，尽管并不总是能被看到

是

平面内进针穿过缝匠肌到达股动脉外侧的收肌管。穿刺针由前外侧指向后中间方向

每注射 3~5 ml 局麻药，采用 RAPT 法评估

R= 刺激仪电流 0.5 mA 时无运动反应
A= 回吸阴性
P= 注射压力小于 <15 psi
T= 注药总量（ml）

- 回吸阴性后注射 2~3 ml 局麻药，确保局麻药在动脉旁的肌肉筋膜间隙扩散
- 成功注药后隐神经通常更容易显影
- **注射 5~10 ml 药液完成阻滞**

（马志高 译　张　冉 审校）

▶▶ **参考文献**

● Bendtsen TF, Moriggl B, Chan V, Børglum J: Basic topography of the saphenous nerve in the femoral triangle and the adductor canal. Reg Anesth Pain Med 2015; 40: 391-392.

● Burckett-St Laurant D, Peng P, Girón Arango L, Niazi AU, Chan VWS, Agur A, Perlas A: The nerves of the adductor canal and the innervation of the knee: An anatomic study. Reg Anesth Pain Med 2016; 41: 321-327.

● Cowlishaw P, Kotze P: Adductor canal block - or subsartorial canal block? Reg Anesth Pain Med 2015; 40: 175-176.

● Davis JJ, Bond TS, Swenson JD: Adductor canal block: more than just the saphenous nerve? Reg Anesth Pain Med 2009; 34: 618-9.

● Goffin P, Lecoq J-P, Ninane V, Brichant JF, Sala-Blanch X, Gautier PE, Bonnet P, Carlier A, Hadzic A: Interfascial spread of injectate after adductor canal injection in fresh human cadavers. Anesth Analg 2016; 123: 501-503.

● Gray A, Collins A: Ultrasound-guided saphenous nerve block. Reg Anesth Pain Med 2003; 28: 148.

● Head SJ, Leung RC, Hackman GPT, Seib R, Rondi K, Schwarz SKW: Ultrasound-guided saphenous nerve block - within versus distal to the adductor canal: a proof-of-principle randomized trial. Can J Anesth Can d'anesthésie 2015; 62: 37-44.

● Horn J-L, Pitsch T, Salinas F, Benninger B: Anatomic basis to the ultrasound-guided approach for saphenous nerve blockade. Reg Anesth Pain Med 2009; 34: 486-489.

● Kapoor R, Adhikary SD, Siefring C, McQuillan PM: The saphenous nerve and its relationship to the nerve to the vastus medialis in and around the adductor canal: an anatomical study. Acta Anaesthesiol Scand 2012; 56: 365-367.

● Kirkpatrick JD, Sites BD, Antonakakis JG: Preliminary experience with a new approach to performing an ultrasound-guided saphenous nerve block in the mid to proximal femur. Reg Anesth Pain Med 2010; 35: 222-223.

● Krombach J, Gray A: Sonography for saphenous nerve block near the adductor canal. Reg Anesth Pain Med 2007; 32: 369-370.

● Manickam B, Perlas A, Duggan E, Brull R, Chan VWS, Ramlogan R: Feasibility and efficacy of ultrasound-guided block of the saphenous nerve in the adductor canal. Reg Anesth Pain Med 2009; 34: 578-580.

● Saranteas T, Anagnostis G, Paraskeuopoulos T, Koulalis D, Kokkalis Z, Nakou M, Anagnostopoulou S, Kostopanagiotou G: Anatomy and clinical implications of the ultrasound-guided subsartorial saphenous nerve block. Reg Anesth Pain Med 2011; 36: 399-402.

● Sehmbi H, Brull R, Shah UJ, El-Boghdadly K, Nguyen D, Joshi GP, Abdallah FW: Evidence basis for regional anesthesia in ambulatory arthroscopic knee surgery and anterior cruciate ligament reconstruction: Part II: Adductor canal nerve block-A systematic review and meta-analysis. Anesth Analg 2019; 128: 223-238.

● Swenson JD, Davis JJ, Loose EC: The subsartorial plexus block: a variation on the adductor canal block. Reg Anesth Pain Med 2015; 40: 732-733.

● Tran J, Chan VWS, Peng PWH, Agur AMR: Evaluation of the proximal adductor canal block injectate spread: A cadaveric study. Reg Anesth Pain Med 2020; 45: 124-130.

● Hadzic's Peripheral Nerve Blocks and Anatomy for Ultrasound-Guided Regional Anesthesia, 3rd Edition. McGrawHill, New York, NY 2021. ISBN 978-0071717595.

● Hadzic's Textbook of Regional Anesthesia and Acute Pain Management, 2nd Edition. McGrawHill, New York, NY 2017. ISBN 978-0071717595.

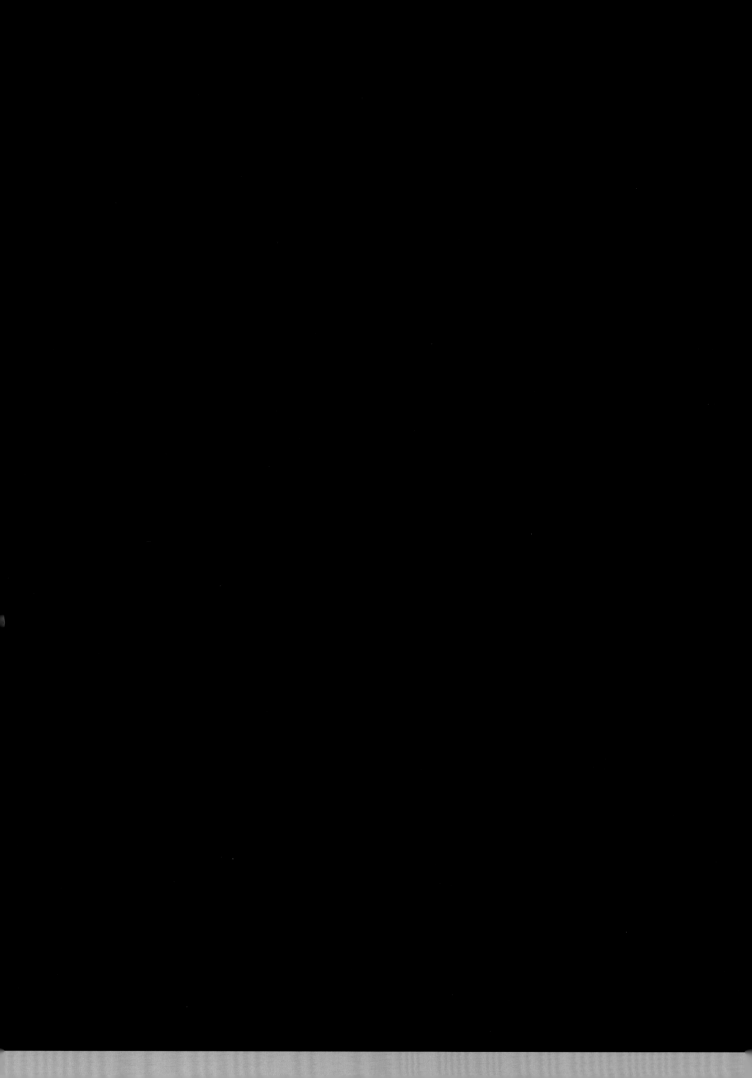

14

股外侧皮神经阻滞

▶▶ 要点速览

适应证： 大腿前外侧手术（如皮肤移植），肌肉活检及感觉异常性股痛的镇痛。

目标： 局麻药在缝匠肌外侧或表面的股外侧皮神经周围扩散。

患者体位： 患者仰卧位，下肢尽量外展以暴露大腿近端。

体表标志： 髂前上棘

线阵　　　　25 号 4 cm

3~5 ml

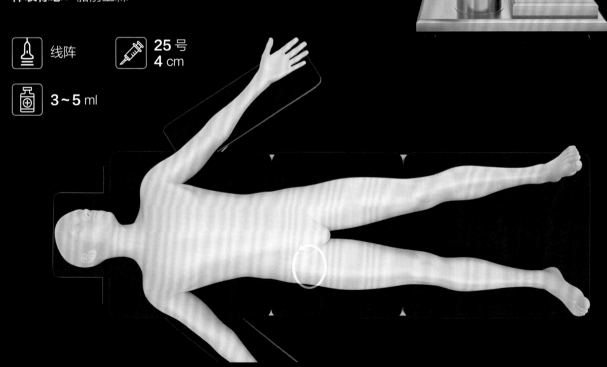

▶▶ 解剖

股外侧皮神经（lateral femoral cutaneous nerve，LFCN）是起源于 L2～L3 背侧支的细小感觉支。自腰大肌外侧穿出后，在髂筋膜下方朝向髂前上棘走行。该神经穿过腹股沟韧带下方，向远端越过缝匠肌进入大腿，在此处分成两支（如前后两支）支配大腿前外侧。该神经进入大腿的解剖入路多有变异。

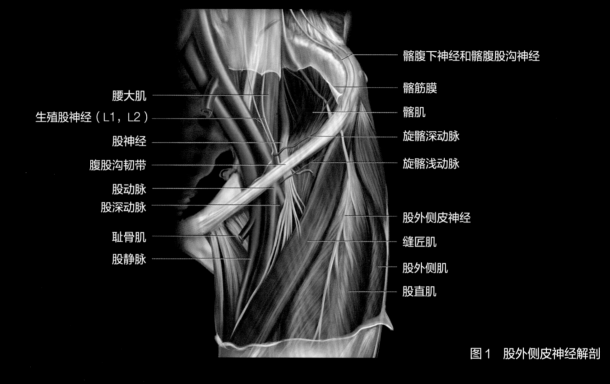

腰大肌
生殖股神经（L1，L2）
股神经
腹股沟韧带
股动脉
股深动脉
耻骨肌
股静脉

髂腹下神经和髂腹股沟神经
髂筋膜
髂肌
旋髂深动脉
旋髂浅动脉
股外侧皮神经
缝匠肌
股外侧肌
股直肌

图 1　股外侧皮神经解剖

▶▶ 阻滞范围

阻滞成功的标志为局麻药在 LFCN 周围扩散。如果神经显像不够清晰，在缝匠肌筋膜表面小心注入局麻药也可以成功阻滞。

股外侧皮神经支配大腿外侧的皮肤。

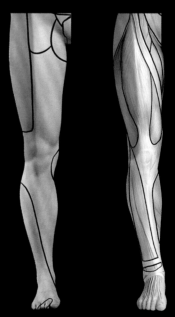

图 2　股外侧皮神经阻滞的感觉阻滞范围

▶▶ 阻滞技术

　　探头在缝匠肌表面向远端滑动，调节探头压力和角度，识别细小 LFCN 的显像。LFCN 为高回声结构，走行于肌肉表面，进入缝匠肌和阔筋膜张肌组成的狭小空间，此处神经显像最清晰。

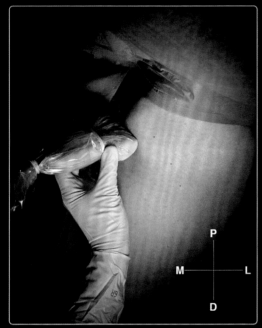
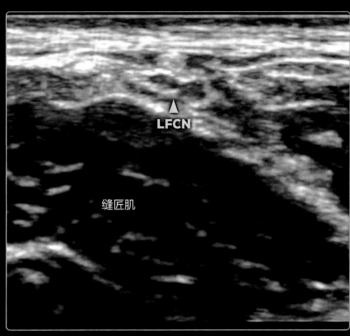

图 3　股外侧皮神经（LFCN）阻滞的探头位置和超声解剖

　　穿刺针在平面内或平面外进入阔筋膜下方神经周围。回吸阴性后，注射 1 ml 局麻药确定穿刺针位置正确。注射 3~5 ml 局麻药完成阻滞。

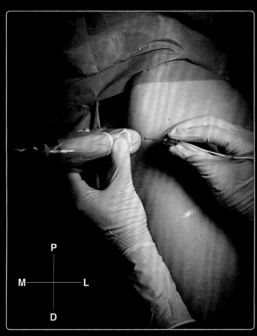
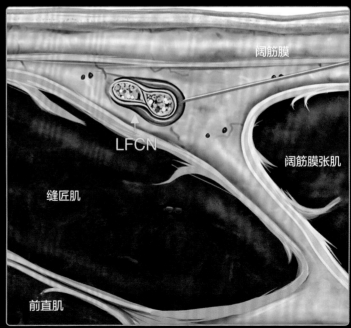

图 4　平面内进针行股外侧皮神经（LFCN）阻滞的逆向超声解剖

	股外侧皮神经阻滞的局麻药选择		
适应证	**阻滞类型**	**局麻药**	**容量**
大腿前外侧手术 感觉异常性股痛	LFCN 阻滞	1% 的利多卡因（通常用于感觉 异常性股痛的诊断）	3~5 ml

▶▶ **要点与流程**

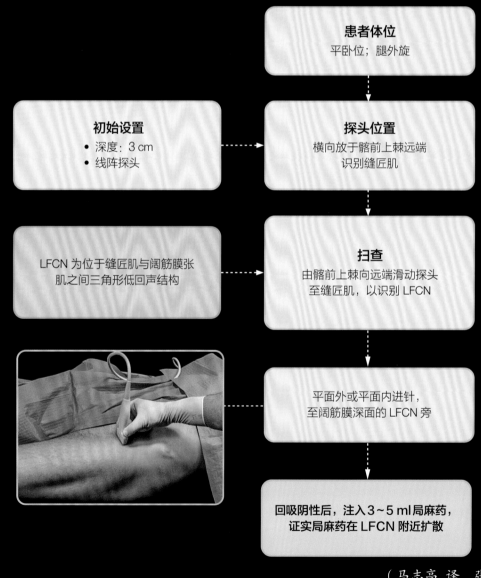

患者体位
平卧位；腿外旋

初始设置
- 深度：3 cm
- 线阵探头

探头位置
横向放于髂前上棘远端
识别缝匠肌

LFCN 为位于缝匠肌与阔筋膜张
肌之间三角形低回声结构

扫查
由髂前上棘向远端滑动探头
至缝匠肌，以识别 LFCN

平面外或平面内进针，
至阔筋膜深面的 LFCN 旁

回吸阴性后，注入 3~5 ml 局麻药，
证实局麻药在 LFCN 附近扩散

（马志高 译　张　冉 审校）

▶▶ 参考文献

- Bodner G, Bernathova M, Galiano K, Putz D, Martinoli C, Felfernig M: Ultrasound of the lateral femoral cutaneous nerve: Normal findings in a cadaver and in volunteers. Reg Anesth Pain Med 2009; 34: 265-268.

- Davies A, Crossley AP, Harper MW, O'Loughlin EJ: Lateral cutaneous femoral nerve blockade-limited skin incision coverage in hip arthroplasty. Anaesth Intensive Care 2014; 42: 625-630.

- Grothaus MC, Holt M, Mekhail AO, Ebraheim NA, Yeasting RA: Lateral femoral cutaneous nerve: an anatomic study. Clin Orthop Relat Res 2005: 164-168.

- Hara K, Sakura S, Shido A: Ultrasound-guided lateral femoral cutaneous nerve block: comparison of two techniques. Anaesth Intensive Care 2011; 39: 69-72.

- Nersesjan M, Hägi-Pedersen D, Andersen JH, Mathiesen O, Dahl JB, Broeng L, Thybo KH: Sensory distribution of the lateral femoral cutaneous nerve block - a randomised, blinded trial. Acta Anaesthesiol Scand 2018; 62: 863-873.

- Ng I, Vaghadia H, Choi PT, Helmy N: Ultrasound imaging accurately identifies the lateral femoral cutaneous nerve. Anesth Analg 2008; 107: 1070-1074.

- Nielsen TD, Moriggl B, Barckman J, Kølsen-Petersen JA, Søballe K, Børglum J, Bendtsen TF: The lateral femoral cutaneous nerve: description of the sensory territory and a novel ultrasound-guided nerve block technique. Reg Anesth Pain Med 2018; 43: 357-366.

- Shteynberg A, Riina LH, Glickman LT, Meringolo JN, Simpson RL: Ultrasound guided lateral femoral cutaneous nerve (LFCN) block: safe and simple anesthesia for harvesting skin grafts. Burns 2013; 39: 146-149.

- Thybo KH, Mathiesen O, Dahl JB, Schmidt H, Hägi-Pedersen D: Lateral femoral cutaneous nerve block after total hip arthroplasty: a randomised trial. Acta Anaesthesiol Scand 2016; 60: 1297-1305.

- Vilhelmsen F, Nersesjan M, Andersen JH, Danker JK, Broeng L, Hägi-Pedersen D, Mathiesen O, Thybo KH: Lateral femoral cutaneous nerve block with different volumes of ropivacaine: A randomized trial in healthy volunteers. BMC Anesthesiol 2019; 19: 1-8.

- Hadzic's Peripheral Nerve Blocks and Anatomy for Ultrasound-Guided Regional Anesthesia, 3rd Edition. McGrawHill, New York, NY 2021. ISBN 978-0071717595.

- Hadzic's Textbook of Regional Anesthesia and Acute Pain Management, 2nd Edition. McGrawHill, New York, NY 2017. ISBN 978-0071717595.

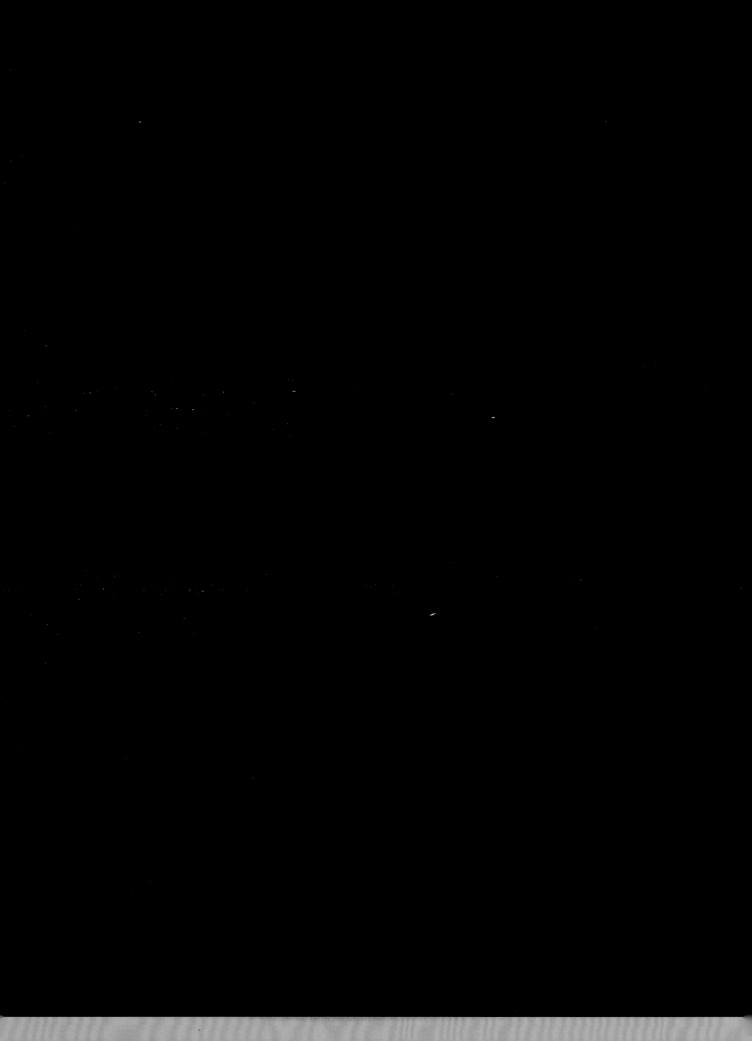

闭孔神经阻滞

▶▶ 要点速览

适应证： 用于髋关节和膝关节术后补充镇痛（可作为膝关节手术后的补救阻滞），预防经尿道膀胱手术大腿内收反应，缓解永久性髋内收肌痉挛疼痛。

目标： 局麻药在包含闭孔神经分支的筋膜间隙扩散。

患者体位： 患者呈仰卧位，大腿轻微外展外旋以暴露腹股沟皱褶中部。

体表标志： 腹股沟皱褶

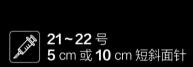 线阵或凸阵（体型较大患者） 21~22 号 **5 cm** 或 **10 cm** 短斜面针

每个筋膜间隙或每个闭孔神经分支 **5~10** ml，近端入路 **10~15** ml

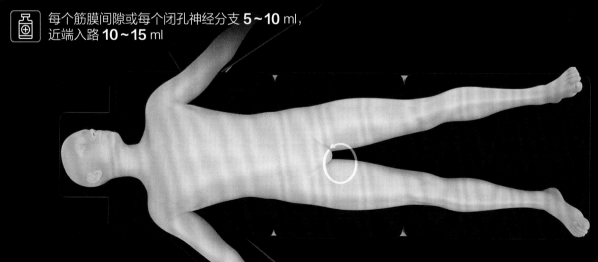

闭孔神经起源于 L2 至 L4 腰神经的腹侧支。它从腰大肌内侧缘穿出下降至骨盆，走行于髂总动脉后方，在骨盆壁侧面经闭孔进入大腿。多数情况下，闭孔神经在穿出骨盆前分成前后两支，它们首先被闭孔外肌隔开，更远端被短收肌隔开。支配髋关节的分支通常起自闭孔神经主干，偶尔起自分支。

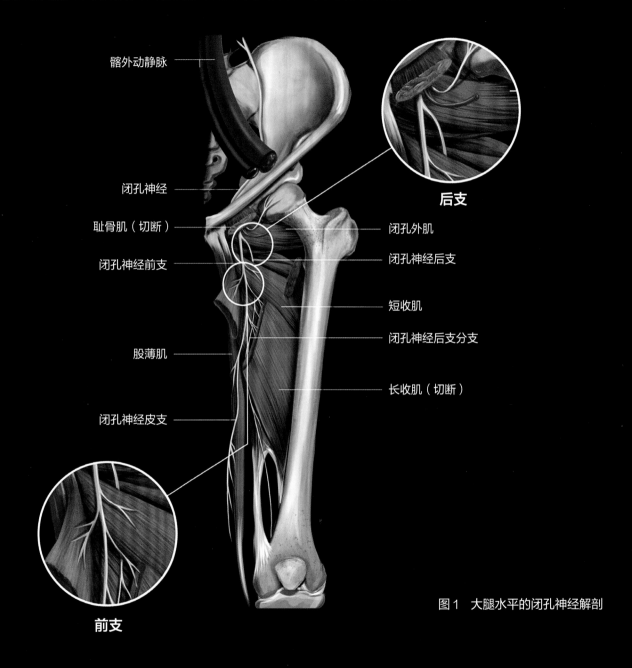

髂外动静脉

闭孔神经

耻骨肌（切断）

闭孔神经前支

股薄肌

闭孔神经皮支

后支

闭孔外肌

闭孔神经后支

短收肌

闭孔神经后支分支

长收肌（切断）

前支

图 1　大腿水平的闭孔神经解剖

闭孔神经**前支**初始走行于耻骨肌和短收肌之间的筋膜间隙，继而向尾端走行于长收肌和短收肌之间，支配长收肌、短收肌和股薄肌。

后支走行于短收肌和大收肌之间的筋膜。后支发出多支分支至大收肌和短收肌，偶尔也支配闭孔外肌和长收肌。后支也发出关节支支配膝关节内侧。

▶▶ 阻滞范围

闭孔神经支配股薄肌、长收肌、短收肌和大收肌。耻骨肌和大收肌分别接受股神经和坐骨神经的共同支配。因此这些肌肉的运动阻滞是不完全的。所以通常以内收肌肌力下降超过 40%~50% 作为闭孔神经阻滞成功的标准。

闭孔神经也参与髋和膝关节的感觉支配。支配髋关节的分支在腹股沟皱褶近端发出，实施远端闭孔神经阻滞时不能阻滞该分支。闭孔神经对大腿内侧的皮肤支配不一致，且范围多变。

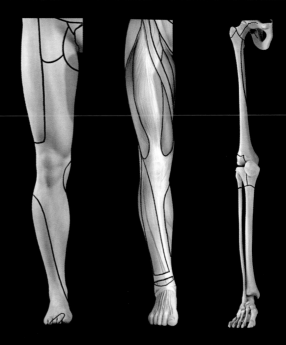

图 2　闭孔神经阻滞的麻醉范围

▶▶ 阻滞技术

超声下可见闭孔神经的前、后支沿短收肌浅表和深部的筋膜平面走行。

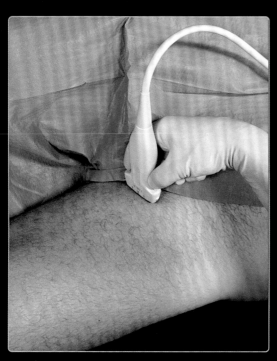

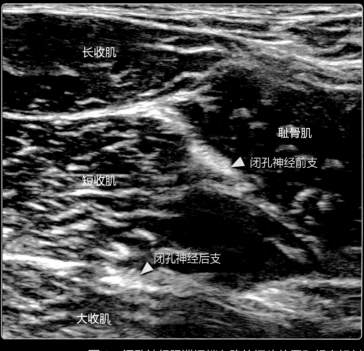

图 3　闭孔神经阻滞远端入路的探头位置和超声解剖

尽量向近端扫查，探头向头侧 45° 倾斜，可见闭孔神经分支在耻骨肌和闭孔外肌间的筋膜间隙汇合。

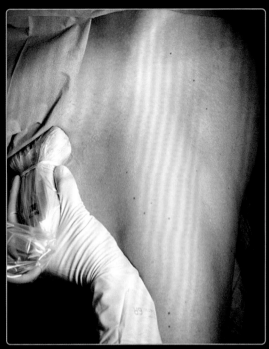

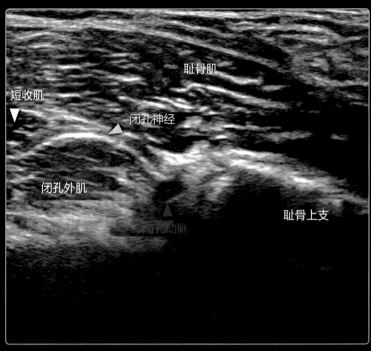

图 4　闭孔神经阻滞近端入路的探头位置和超声解剖

远端入路：

　　可在平面内或平面外进针；在长收肌与短收肌之间（前支）和短收肌与大收肌之间（后支）的筋膜间隙内各注射一部分局麻药。刺激神经可能会诱发内收肌收缩。如果需要，调整针尖位置以利于局麻药在筋膜间隙内的扩散。

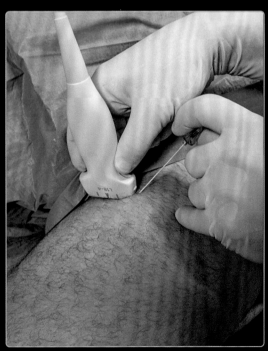

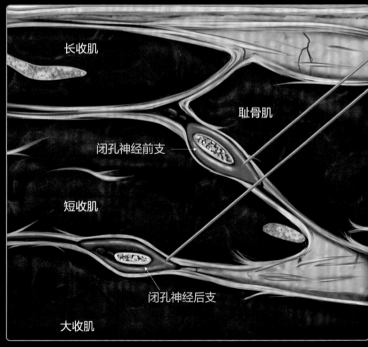

图 5　闭孔神经阻滞远端入路；平面内进针的逆向超声解剖

近端入路：

采用平面内进针技术，由外侧向内侧朝向耻骨肌和闭孔外肌之间的高回声筋膜间隙进针。闭孔神经可能呈高回声结构，但仍难从筋膜间隙中鉴别出来。由于探头倾斜角度较大，在采用平面内进针时，使穿刺针和穿刺目标同时显影会很困难。

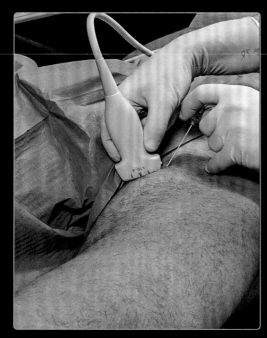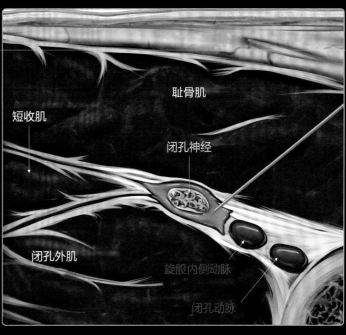

图 6　闭孔神经阻滞近端入路；平面内进针的逆向超声解剖

▶▶ 局麻药选择

闭孔神经阻滞的局麻药选择			
适应证	**阻滞类型**	**局麻药**	**容量**
预防膀胱手术灼烧时的闭孔肌痉挛，全膝关节置换术后膝关节疼痛的补救镇痛	闭孔神经阻滞	0.5% 布比卡因或罗哌卡因可加入 1∶300 000 的肾上腺素	每个分支 5~10 ml

▶▶ 要点与流程

● 大腿内收无力或不能内收表明闭孔神经阻滞成功。评估患者内收肌力量（运动阻滞）的一个简单方法是让患者摆好体位后，对抗阻力内收大腿。

● 在血管丰富的区域需谨慎操作避免血管内注射。使用彩色多普勒和 ASA 监测［美国麻醉医师协会（ASA）规定的标准监测］，多次回吸，分次给药并保持和患者的言语交流。

● 采用神经刺激仪时，即使不能识别神经也能诱导大腿内收。这可能是由于使用 >1.0 mA 的电流直接刺激肌肉或肌肉分支所致，降低电流强度有助于鉴别神经和直接的肌肉刺激。

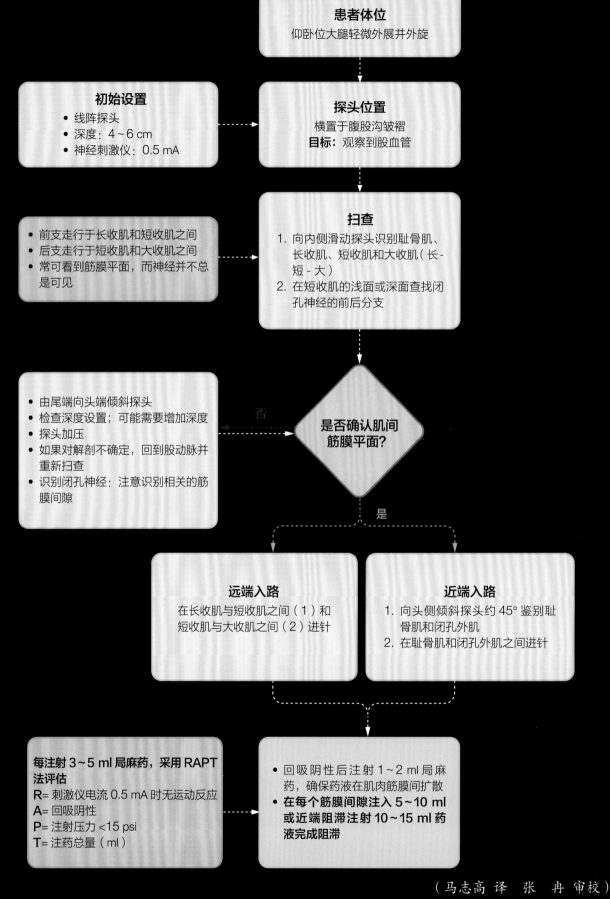

患者体位

仰卧位大腿轻微外展并外旋

初始设置

- 线阵探头
- 深度：4~6 cm
- 神经刺激仪：0.5 mA

探头位置

横置于腹股沟皱褶

目标：观察到股血管

- 前支走行于长收肌和短收肌之间
- 后支走行于短收肌和大收肌之间
- 常可看到筋膜平面，而神经并不总是可见

扫查

1. 向内侧滑动探头识别耻骨肌、长收肌、短收肌和大收肌（长-短-大）
2. 在短收肌的浅面或深面查找闭孔神经的前后分支

- 由尾端向头端倾斜探头
- 检查深度设置；可能需要增加深度
- 探头加压
- 如果对解剖不确定，回到股动脉并重新扫查
- 识别闭孔神经：注意识别相关的筋膜间隙

否 ← **是否确认肌间筋膜平面?** → 是

远端入路

在长收肌与短收肌之间（1）和短收肌与大收肌之间（2）进针

近端入路

1. 向头侧倾斜探头约 45° 鉴别耻骨肌和闭孔外肌
2. 在耻骨肌和闭孔外肌之间进针

每注射 3~5 ml 局麻药，采用 RAPT 法评估

R= 刺激仪电流 0.5 mA 时无运动反应
A= 回吸阴性
P= 注射压力 <15 psi
T= 注药总量（ml）

- 回吸阴性后注射 1~2 ml 局麻药，确保药液在肌肉筋膜间扩散
- **在每个筋膜间隙注入 5~10 ml 或近端阻滞注射 10~15 ml 药液完成阻滞**

（马志高 译　张　冉 审校）

▶▶ 参考文献

- Anagnostopoulou S, Kostopanagiotou G, Paraskeuopoulos T, Chantzi C, Lolis E, Saranteas T: Anatomic variations of the obturator nerve in the inguinal region: implications in conventional and ultrasound regional anesthesia techniques. Reg Anesth Pain Med 2009; 34: 33–39.

- Lee SH, Jeong CW, Lee HJ, Yoon MH, Kim WM: Ultrasound guided obturator nerve block: a single interfascial injection technique. J Anesth 2011; 25: 923–926.

- Lin J-A, Nakamoto T, Yeh S-D: Ultrasound standard for obturator nerve block: the modified Taha's approach. Br J Anaesth 2015; 114: 337–339.

- Marty P, Chassery C, Rontes O, et al. Obturator nerve block does not provide analgesic benefits in total hip arthroplasty under multimod-al analgesic regimen: a randomized controlled trial. Reg Anesth Pain Med. 2021; 46(8): 657-662.

- Nielsen ND, Runge C, Clemmesen L, Børglum J, Mikkelsen LR, Larsen JR, Nielsen TD, Søballe K, Bendtsen TF: An obturator nerve block does not alleviate postoperative pain after total hip arthroplasty: a randomized clinical trial. Reg Anesth Pain Med 2019; 44: 466–471.

- Nielsen TD, Moriggl B, Søballe K, Kolsen-Petersen JA, Børglum J, Bendtsen TF: A cadaveric study of ultrasound-guided subpectineal injectate spread around the obturator nerve and its hip articular branches. Reg Anesth Pain Med 2017; 42: 357–361.

- Paraskeuopoulos T, Saranteas T: Ultrasound-guided obturator nerve block: the importance of the medial circumflex femoral vessels. Reg Anesth Pain Med 2012; 37: 565.

- Runge C, Børglum J, Jensen JM, Kobborg T, Pedersen A, Sandberg J, Mikkelsen LR, Vase M, Bendtsen TF: The analgesic effect of obturator nerve block added to a femoral triangle block after total knee arthroplasty: a randomized controlled trial. Reg Anesth Pain Med 2016; 41: 445–451.

- Soberón JR, Awoniyi CA, Perez MA, Vasilopoulos T, Canales BK. Obturator Nerve Blockade vs. Neuromuscular Blockade for the Prevention of Adductor Spasm in Patients Undergoing Transurethral Resection of Bladder Tumors: A Randomized Controlled Trial. Pain Med. 2021; 22(6): 1253-1260.

- Taha AM: Ultrasound-guided obturator nerve block: a proximal interfascial technique. Anesth Analg 2012; 114: 236–239.

- Uchino T, Miura M, Matsumoto S, et al. Comparison of three obturator nerve block techniques for injectate spread into the obturator canal: a randomized controlled trial. J Anesth. 2022; 36(3): 383-389.

- Yoshida T, Onishi T, Furutani K, Baba H: A new ultrasound-guided pubic approach for proximal obturator nerve block: clinical study and cadaver evaluation. Anaesthesia 2016; 71: 291–297.

- Hadzic's Peripheral Nerve Blocks and Anatomy for Ultrasound-Guided Regional Anesthesia, 3rd Edition. McGrawHill, New York, NY 2021. ISBN 978-0071717595.

- Hadzic's Textbook of Regional Anesthesia and Acute Pain Management, 2nd Edition. McGrawHill, New York, NY 2017. ISBN 978-0071717595.

16

近端坐骨神经阻滞

▶▶ 要点速览

适应证： 足部和踝关节手术的麻醉和镇痛，膝及膝以下涉及后侧的手术，以及膝关节以上截肢手术。

目标： 局麻药在容纳坐骨神经的鞘内扩散。

患者体位： 对于臀肌或臀下入路，患者可采用侧卧位（Sim 位），阻滞侧屈髋屈膝，或采用俯卧位。

对于前路和外侧入路，患者处于仰卧位，髋关节外展外旋，以方便操作。外侧入路也可以采用仰卧位。

体表标志： 在臀肌皱褶处，神经识别很困难。从腘窝开始识别坐骨神经，然后向近端扫查至臀下皱褶处。

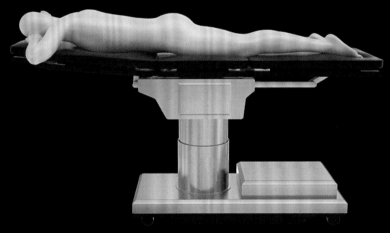

 低频凸阵探头
（高频线阵探头可用于臀下入路）

 22 号
8~10 cm 绝缘刺激针

 10~20 ml

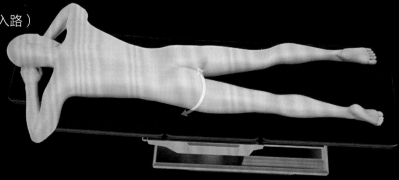

133

坐骨神经是一支粗大的神经，起源于腰骶神经丛（L4～L5和S1～S3）。神经通过梨状肌下方的坐骨大孔出骨盆，沿臀大肌（后侧）和深部肌群（即上、下孖肌、闭孔内肌和股方肌）之间的筋膜平面向远端走行。该神经在股骨大转子和坐骨粗隆之间下行到大腿后部，并在股二头肌和大收肌之间下行至腘窝。股后皮神经在臀部水平与坐骨神经伴行，直到在坐骨结节水平被股二头肌分开。

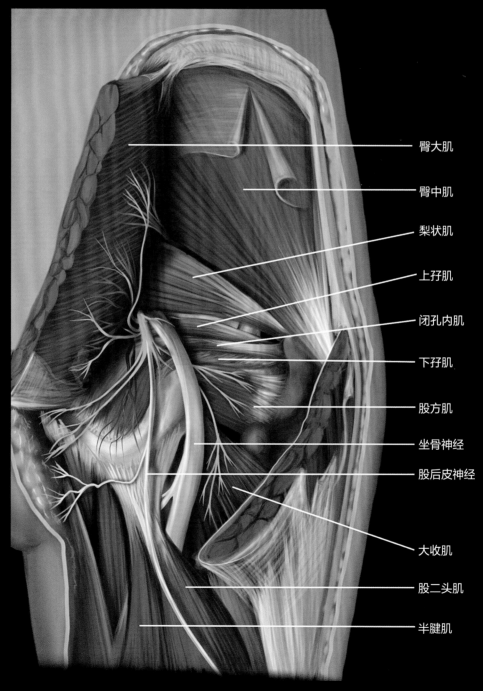

臀大肌

臀中肌

梨状肌

上孖肌

闭孔内肌

下孖肌

股方肌

坐骨神经

股后皮神经

大收肌

股二头肌

半腱肌

图1 大腿后部坐骨神经解剖

▶▶ 阻滞范围

近端坐骨神经阻滞会导致大腿后部和膝关节以下小腿后部的感觉和运动阻滞。在大腿水平，运动阻滞包括所有后间室肌肉（即股二头肌、半膜肌和半腱肌）和部分大收肌。感觉阻滞包括髋关节和膝关节的后囊。臀下入路和前入路阻滞通常不能阻滞股后皮神经。除非手术切口涉及大腿后部，否则该区域皮区阻滞几乎没有临床意义。在膝关节以下，除小腿内侧、踝关节和足部这些隐神经支配的区域以外，坐骨神经阻滞可提供充分的麻醉。

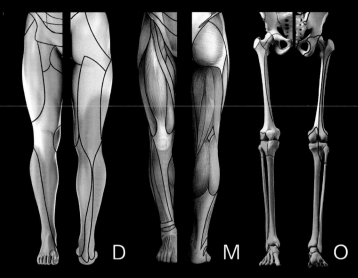

图2　近端坐骨神经阻滞的范围（黄色区域）。D，皮区；M，肌区；O，骨骼

▶▶ 阻滞技术

探头位置

经臀肌入路：探头放置于臀区股骨大转子和坐骨结节之间，识别连接两个骨性标志的臀大肌深筋膜。通过下压和调整探头倾斜度，可观察到坐骨神经在此处表现为筋膜平面内的三角形高回声图像。请注意，这种方法在文献中也被称为"臀肌下（subgluteal）"入路，指的是在臀肌深处进行注射。

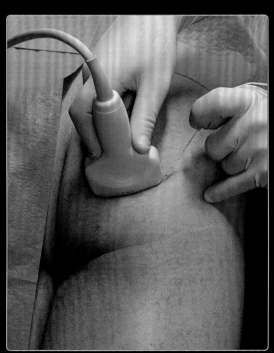

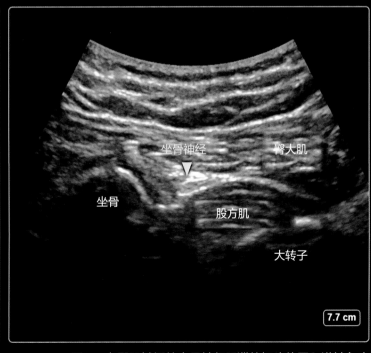

图3　在臀肌皱褶处坐骨神经阻滞的探头位置和进针角度

臀下入路： 将探头放置在臀肌皱褶处，以识别臀大肌（后方）、股二头肌（内侧）和大收肌（前方）之间的筋膜平面。坐骨神经在这个筋膜平面内呈高回声椭圆形结构。向远端扫查同时调整探头倾斜度，有助于区分坐骨神经（具有连续性）与附着在坐骨结节上的肌腱结构。这种方法也被称为"臀下（infra-gluteal）"入路，指的是在臀肌远端注射。

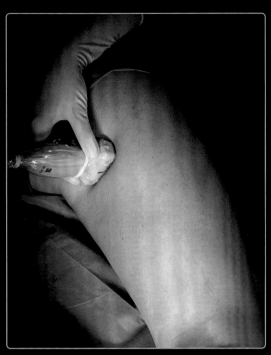
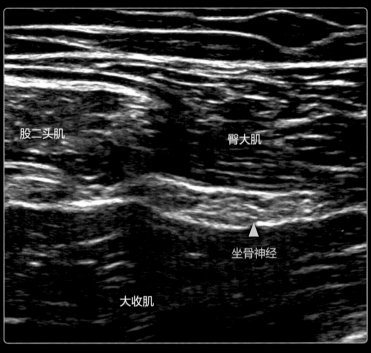

图 4　阻滞也可在患者斜卧位下实施

前路： 凸阵探头横向放置在大腿近端前内侧。可以在内侧浅层观察到股动脉和神经，外侧为股骨小转子。在大收肌和股二头肌之间的深筋膜平面内可见一个高回声椭圆形结构，即为坐骨神经。滑动和倾斜探头有助于更清楚地识别该神经。可以让患者做踝关节背屈和（或）跖屈动作，这些动作可使神经旋转或使神经在肌肉平面内移动，以便于识别。

提示

超声下识别坐骨神经可能存在困难。为了便于显示坐骨神经，应识别腘窝内的坐骨神经，并向近端扫查至臀下皱褶处。

进针技术

臀肌和臀下入路： 采用平面内技术，由外侧向内侧朝向筋膜平面内坐骨神经外侧缘进针。

前路： 采用平面内或平面外技术，朝向坐骨神经所在的筋膜平面进针。在进针前，识别股血管（彩色多普勒）和股神经非常重要，以避免意外穿刺。由于进针角度较陡，针尖的显像可能会很困难。

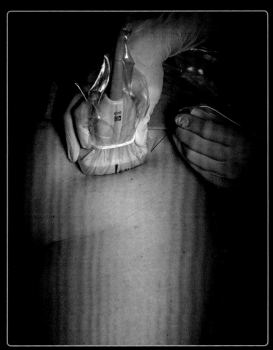
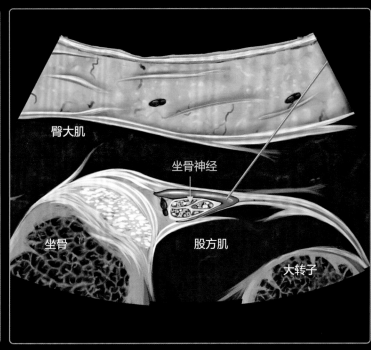

图 5　经臀肌入路坐骨神经阻滞平面内进针的逆向超声解剖

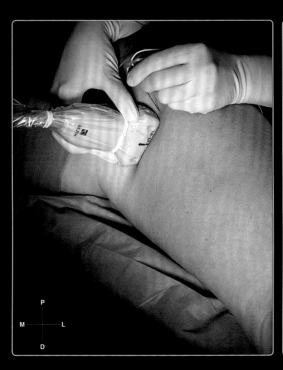
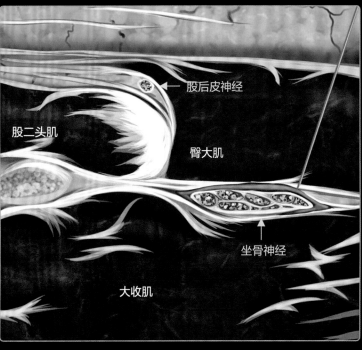

图 6　臀下入路坐骨神经阻滞平面内进针的超声解剖

▶▶ 局麻药选择

近端坐骨神经阻滞的局麻药选择			
适应证	**阻滞类型**	**局麻药**	**容量**
膝关节以上/以下截肢，止血带疼痛，尤其当周围神经阻滞是最佳的麻醉选择时（椎管内麻醉或者全身麻醉存在禁忌证）	近端坐骨神经阻滞	0.5%的布比卡因或罗哌卡因添加 1：300 000 肾上腺素，可将阻滞时间延长 30%（如截肢）	15～20 ml

▶▶ 要点与流程

- 线阵探头也可用于体型较小的患者和臀下入路的阻滞。然而，凸阵探头的扫查范围更广，可以显示骨性标志，通常更适合近端坐骨神经阻滞。

- 对近端坐骨神经的识别取决于对筋膜平面的正确识别。向近端和远端追踪肌肉平面，通常有助于找到坐骨神经。

- 坐骨神经的深度根据周围肌肉的厚度而变化。因此，坐骨神经表现出高度的各向异性。扫查过程中调整探头的倾斜度对于获得坐骨神经的最佳显像至关重要。

患者体位

俯卧或侧卧；
膝关节或髋关节屈曲

初始设置

- 凸阵探头
- 线阵探头（体型较小的患者）
- 深度：4~6 cm
- 神经刺激仪：0.5 mA

探头位置

在臀部皱褶处
目标： 识别臀大肌（后方）、股二头肌
（内侧）和大收肌（前方）

坐骨神经在靠近坐骨结节的肌间
筋膜平面内表现为高回声的椭圆
形结构

扫查

倾斜探头并施加压力有助于识别
坐骨神经

- 在腘窝处识别坐骨神经会比较
  容易
- 一旦识别神经，继续向近端臀
  下水平进行追踪
- 坐骨神经的深度在腘窝处为
  2~4 cm，大腿中部为4~6 cm，
  臀下水平为3~5 cm

否 →

**是否识别坐骨
神经？**

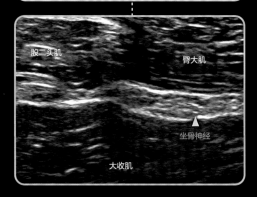

股二头肌　　　臀大肌

坐骨神经

大收肌

是

由外侧向内侧平面内进针，针尖朝向
筋膜平面内坐骨神经的外侧缘

**每注射 3~5 ml 局麻药，采用 RAPT
法评估：**
R= 刺激仪电流 0.5 mA 时无运动反应
A= 回吸阴性
P= 注射压力 < 15 psi
T= 注药总量（ml）

- 回吸阴性后，注射 1~2 ml 药液，
  确认药液在肌间筋膜平面内和坐骨
  神经周围扩散
- 如果需要，再次调整针尖位置，使
  药液达到理想扩散
- **注射 15~20 ml 药液完成阻滞**

（霍　飞　译　张　冉　审校）

- Abdallah FW, Chan VW, Koshkin A, Abbas S, Brull R: Ultrasound-guided sciatic nerve block in overweight and obese patients. Reg Anesth Pain Med 2013; 38: 547-552.

- Alsatli R: Comparison of ultrasound-guided anterior versus transgluteal sciatic nerve blockade for knee surgery. Anesth Essays Res 2012; 6: 29.

- Cappelleri G, Ambrosoli AL, Turconi S, Gemma M, Ricci EB, Cornaggia G: Effect of local anesthetic dilution on the onset time and duration of double-injection sciatic nerve block: a prospective, randomized, blinded evaluation. Anesth Analg 2014; 119: 489-493.

- Dolan J: Ultrasound-guided anterior sciatic nerve block in the proximal thigh: an in-plane approach improving the needle view and respecting fascial planes. Br J Anaesth 2013; 110: 319-320.

- Hara K, Sakura S, Yokokawa N: The role of electrical stimulation in ultrasound-guided subgluteal sciatic nerve block: a retrospective study on how response pattern and minimal evoked current affect the resultant blockade. J Anesth 2014; 28: 524-531.

- Karmakar MK, Kwok WH, Ho AM, Tsang K, Chui PT, Gin T: Ultrasound-guided sciatic nerve block: description of a new approach at the subgluteal space. Br J Anaesth 2007; 98: 390-395.

- Osaka Y, Kashiwagi M, Nagatsuka Y, Miwa S: Ultrasound-guided medial mid-thigh approach to sciatic nerve block with a patient in a supine position. J Anesth 2011; 25: 621-624.

- Tammam TF: Ultrasound-guided sciatic nerve block: a comparison between four different infragluteal probe and needle alignment approaches. J Anesth 2014; 28: 532-537.

- Wiesmann T, Hüttemann I, Schilke N, Heyse T, Efe T, Eschbach D, Wulf H, Steinfeldt T, Feldmann C: Ultrasound-guided single injection versus continuous sciatic nerve blockade on pain management and mobilization after total knee arthroplasty (CoSinUS trial): a randomized, triple-blinded controlled trial. Eur J Anaesthesiol 2018; 35: 782-789.

- Yamamoto H, Sakura S, Wada M, Shido A: A prospective, randomized comparison between single- and multiple-injection techniques for ultrasound-guided subgluteal sciatic nerve block. Anesth Analg 2014; 119: 1442-1448.

- Yoshida T, Nakamoto T, Hashimoto C, Aihara S, Nishimoto K, Kamibayashi T: An ultrasound-guided lateral approach for proximal sciatic nerve block: a randomized comparison with the anterior approach and a cadaveric evaluation. Reg Anesth Pain Med 2018; 43: 712-719.

- Hadzic's Peripheral Nerve Blocks and Anatomy for Ultrasound-Guided Regional Anesthesia, 3rd Edition. McGrawHill, New York, NY 2021. ISBN 978-0071717595.

- Hadzic's Textbook of Regional Anesthesia and Acute Pain Management, 2nd Edition. McGrawHill, New York, NY 2017. ISBN 978-0071717595.

腘窝坐骨神经阻滞

▶▶ 要点速览

适应证： 足部和踝关节手术，膝下截肢和跟腱手术。

目标： 局麻药在 Vloka 鞘内的坐骨神经周围扩散。

患者体位： 俯卧或侧卧位最佳。仰卧位时，可将脚放在抬高的脚踏板上。

体表标志：

1. 在腘窝皮纹上方 3~5 cm 处。
2. 股二头肌腱（外侧）。
3. 半腱肌和半膜肌腱（内侧）。

 线阵

 22 号
5 cm 短斜面针

 10~20 ml

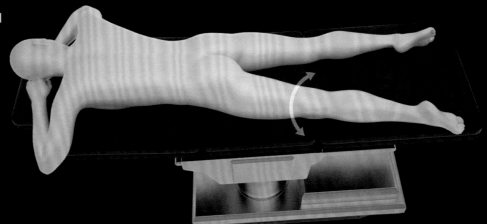

功能解剖

- 在腘窝近端，胫神经（TN）和腓总神经（CPN）汇合成坐骨神经。从骨盆内神经起始处开始，它们被包裹在一个共同的神经鞘内一起下行。

- 在腘窝远端，TN 和 CPN 分开，在各自的神经鞘内继续走行至膝关节以下。

- CPN 进一步分为腓浅神经和腓深神经，并支配小腿外侧和前侧的肌肉。

- 胫神经分支为足底内侧神经和足底外侧神经，参与组成腓肠皮神经的侧支，支配小腿肌肉的肌支，以及支配踝关节的关节支。

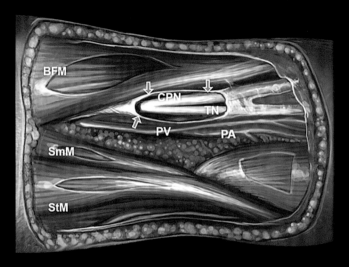

图 1 腘窝坐骨神经解剖。CPN，腓总神经；TN，胫神经；PA，腘动脉；PV，腘静脉；BFM，股二头肌；SmM，半膜肌；StM，半腱肌

超声解剖

在腘窝皮纹处，坐骨神经为高回声、椭圆形或圆形的蜂窝状结构。它位于腘动脉和静脉的浅表（后侧），外侧是股二头肌，内侧是半膜肌和半腱肌。神经由两部分组成：较大的胫神经和较小的腓总神经。

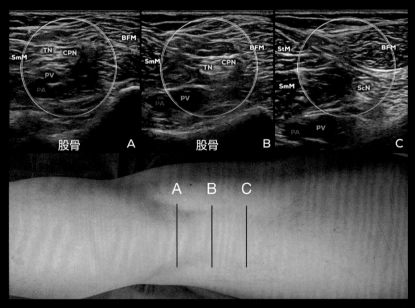

图 2 坐骨神经超声解剖。A. 腘窝皮纹处坐骨神经已分叉为胫神经（TN）和腓总神经（CPN）；B. 坐骨神经分叉处；C. 坐骨神经分叉近端。SmM，半膜肌；BFM，股二头肌；TN，胫神经；CPN，腓总神经；PV，腘静脉；PA，腘动脉；StM，半腱肌；ScN，坐骨神经

重要提示

在腘窝近端若干厘米处扫查，识别 TN 和 CPN 开始分离的水平。最佳注射部位是在 TN 和 CPN 之间（当神经稍微分开时，在神经之间置入穿刺针更为安全）。

▶▶ 阻滞范围

腘窝坐骨神经阻滞导致膝关节以下下肢运动和感觉的阻滞，除外由隐神经支配的小腿和足内侧区域。

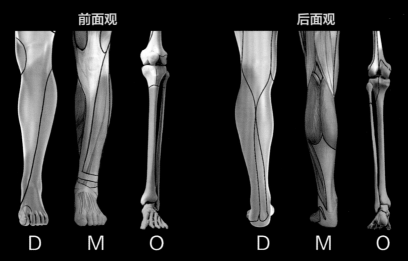

图 3　腘窝坐骨神经阻滞的感觉和运动分布。D，皮区；M，肌区；O，骨骼

▶▶ 阻滞技术

- 将探头横置于腘窝上方 3~5 cm 处，股二头肌和半膜肌、半腱肌腱之间。
- 识别坐骨神经分叉点，此处已分为胫神经（TN）和腓总神经（CPN），但仍在共同神经鞘（Vloka 鞘）内。

提示

用力下压探头，并向远端倾斜，以优化坐骨神经的显像。

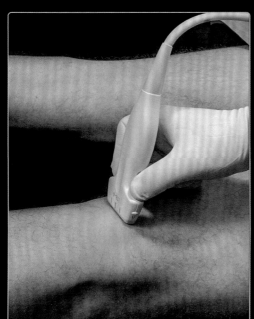

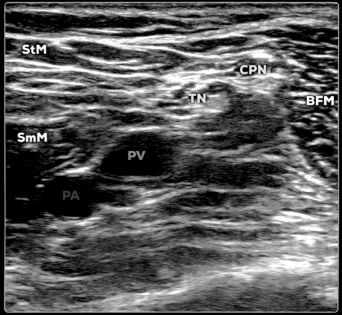

图 4　腘窝坐骨神经阻滞的初始探头位置和超声图像。TN，胫神经；CPN，腓总神经；PV，腘静脉；PA，腘动脉；StM，半腱肌；SmM，半膜肌；BFM，股二头肌

- 进针后，针尖进入坐骨神经鞘内 TN 和 CPN 之间。
- 注射 1~2 ml 局麻药以确定针尖位置。注射位置正确时，局麻药可将 TN 和 CPN 分开。
- 注射 10 ml 后，保持穿刺针不动，在注射部位近端 4~5 cm 处扫查，确认局麻药在鞘内向近端均匀扩散。
- 注射 15~20 ml 局麻药完成阻滞。

重要提示

- 可以使用平面内或平面外进针技术。
- CPN 通常位于坐骨神经鞘的穿刺路径上，必须避免损伤。
- 当远端肢体（脚、脚趾）出现意外运动反应时，使用神经刺激仪（0.5 mA）可能有助于识别穿刺针－神经接触。
- 监测注射压力以减少束内注射，进一步提高腘窝阻滞的安全性。

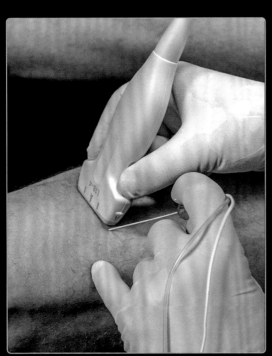 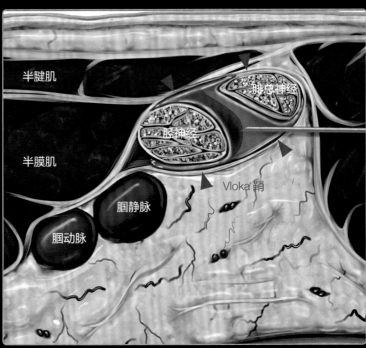

图 5　腘窝坐骨神经阻滞平面内进针的逆向超声解剖和局麻药分布

提示

进针方法应根据 TN 和 CPN 的解剖情况来确定：

- 当 TN 和 CPN 处于同一水平时，平面外入路更容易避免 CPN 损伤。
- 当它们处于垂直位置时，平面内方法更合适。
- 当 TN 和 CPN 倾斜分布时（图 5）时，这两种方法都可以使用。

▶▶ 局麻药选择

腘窝坐骨神经阻滞的局麻药选择				
解剖区域	**常见手术**	**阻滞**	**局麻药**	**容量**
踝关节、足背和脚趾	关节镜检查	腘窝坐骨神经阻滞 + 隐神经阻滞	0.5% 布比卡因	20 ml
足背和脚趾	蹞外翻修复 趾跖骨截骨术	腘窝坐骨神经阻滞 踝关节阻滞 – 胫神经 – 腓深神经 – 皮神经	0.5% 罗哌卡因 0.5% 布比卡因	15 ~ 20 ml 5 ml 3 ml 10 ml

延长阻滞时间超过 24 h	腘窝置管	**配方 1**（推荐） 初始剂量：5 ml 输注速度：5 ml/h PCRA：5 ml/h
		配方 2（PCRA 不可用时） 初始剂量：5 ml 输注速度：8 ~ 10 ml/h
局麻药选择	初始团注药物：0.5% 罗哌卡因 持续输注药物：0.125% 布比卡因或 0.2% 罗哌卡因	
如果出现爆发痛	单次给予药物 5 ~ 10 ml 并考虑提高输注速度	

PCRA（patient-controlled regional analgesia），患者自控区域阻滞镇痛

▶▶ 要点与流程

- 超声成像应特别注意识别坐骨神经鞘（Vloka 鞘），它包含坐骨神经的两部分。
- 要求患者进行踝关节的背屈和跖屈，这可以使坐骨神经分支出现相对变形或移位，从而更容易识别。
- 注射成功的标志为局麻药液分布在 Vloka 鞘内。
- 药液注入 Vloka 鞘后，将探头向近端滑动 5 cm，应该可以看到药液在注射点水平以上的鞘内扩散。此方法可以确保注射位置正确。

患者体位

最常用：侧卧位
备选：俯卧位和仰卧位

初始设置

- 深度：3～5 cm
- 线阵探头（常用）或凸阵探头

探头位置

横置于腘窝皮纹上方 2～3 cm、
股二头肌内侧缘处

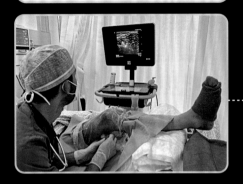

扫查

目标：观察腘动脉和腘静脉外侧浅表
处的高回声坐骨神经

- 向尾侧稍微倾斜探头，以优化坐骨神经成像
- 如果不能识别坐骨神经，将探头放置于腘窝皮纹上方 1～2 cm 处，识别腘动脉
- 一旦识别腘动脉，可沿头尾方向来回倾斜探头，识别腘动脉外侧浅表处的胫神经

是否确认坐骨神经？

否

是

向远端 / 近端动态扫查，确定胫神经
和腓总神经分开处，同时确认两支
神经仍处于 Vloka 鞘内

提示

- 调整针尖位置
- 可能需要额外注射以保证阻滞成功
- 在注药过程中，避免改变探头压力，以减少血管内注射的风险

**每注射 3～5 ml 局麻药，采用 RAPT
法评估：**
R= 刺激仪电流 0.5 mA 时无运动反应
A= 回吸阴性
P= 注射压力 < 15 psi
T= 注药总量（ml）

- 针尖进入 Vloka 鞘内胫神经和腓总神经之间
- 针尖进入 Vloka 鞘时经常会有突破感
- 注射 1～2 ml 局麻药，确认针尖位置正确
- **注射 15～20 ml 药液完成阻滞**

（霍　飞　译　张　冉　审校）

▶▶ 参考文献

- Ambrosoli AL, Guzzetti L, Chiaranda M, Cuffari S, Gemma M, Cappelleri G: A randomized controlled trial comparing two popliteal nerve catheter tip positions for postoperative analgesia after day-case hallux valgus repair. Anaesthesia 2016; 71: 1317-1323.

- Andersen HL, Andersen SL, Tranum-Jensen J: Injection inside the paraneural sheath of the sciatic nerve: direct comparison among ultrasound imaging, macroscopic anatomy, and histologic analysis. Reg Anesth Pain Med 2012; 37: 410-414.

- Choquet O, Noble GB, Abbal B, Morau D, Bringuier S, Capdevila X: Subparaneural versus circumferential extraneural injection at the bifurcation level in ultrasound-guided popliteal sciatic nerve blocks: a prospective, randomized, double-blind study. Reg Anesth Pain Med 2014; 39: 306-311.

- Ilfeld BM, Sandhu NS, Loland VJ, Madison SJ, Suresh PJ, Mariano ER, Bishop ML, Schwartz AK, Lee DK: Ultrasound-guided (needle-in-plane) perineural catheter insertion: the effect of catheter-insertion distance on postoperative analgesia. Reg Anesth Pain Med 2011; 36: 261-265.

- Karmakar MK, Reina MA, Sivakumar RK, Areeruk P, Pakpirom J, Sala-Blanch X. Ultrasound-guided subparaneural popliteal sciatic nerve block: there is more to it than meets the eyes. Reg Anesth Pain Med. 2021; 46(3): 268-275.

- Karmakar MK, Shariat AN, Pangthipampai P, Chen J: High-definition ultrasound imaging defines the paraneural sheath and the fascial compartments surrounding the sciatic nerve at the popliteal fossa. Reg Anesth Pain Med 2013; 38: 447-451.

- Kim TE, Howard SK, Funck N, Harrison TK, Walters TL, Wagner MJ, Ganaway T, Mullens J, Lehnert B, Mariano ER: A randomized comparison of long-axis and short-axis imaging for in-plane ultrasound-guided popliteal-sciatic perineural catheter insertion. J Anesth 2014; 28: 854-860.

- Lopez AM, Sala-Blanch X, Castillo R, Hadzic A: Ultrasound guided injection inside the common sheath of the sciatic nerve at division level has a higher success rate than an injection outside the sheath. Rev Esp Anestesiol Reanim 2014; 61: 304-310.

- Missair A, Weisman RS, Suarez MR, Yang R, Gebhard RE: A 3-dimensional ultrasound study of local anesthetic spread during lateral popliteal nerve block: what is the ideal end point for needle tip position? Reg Anesth Pain Med 2012; 37: 627-632.

- Monahan AM, Madison SJ, Loland VJ, Sztain JF, Bishop ML, Sandhu NS, Bellars RH, Khatibi B, Schwartz AK, Ahmed SS, Donohue MC, Nomura ST, Wen CH, Ilfeld BM: Continuous popliteal sciatic blocks: does varying perineural catheter location relative to the sciatic bifurcation influence block effects? A dual-center, randomized, subject-masked, controlled clinical trial. Anesth Analg 2016; 122: 1689-1695.

- Perlas A, Wong P, Abdallah F, Hazrati L-N, Tse C, Chan V: Ultrasound-guided popliteal block through a common paraneural sheath versus conventional injection: a prospective, randomized, double-blind study. Reg Anesth Pain Med 2013; 38: 218-225.

- Sala-Blanch X, López A, Prats-Galino A. Vloka sciatic nerve sheath: A tribute to a visionary. Reg Anesth Pain Med 2015; 40(2): 174.

- Sala-Blanch X, Riva N de, Carrera A, López AM, Prats A, Hadzic A: Ultrasound-guided popliteal sciatic block with a single injection at the sciatic division results in faster block onset than the classical nerve stimulator technique. Anesth Analg 2012; 114: 1121-1127.

- Sala-Blanch X, López AM, Pomés J, Valls-Sole J, García AI, Hadzic A. No clinical or electrophysiologic evidence of nerve injury after intraneural injection during sciatic popliteal block. Anesthesiology. 2011 Sep; 115: 589-595.

- Short AJ, Ghosh M, Jin R, Chan VWS, Chin KJ. Intermittent bolus versus continuous infusion popliteal sciatic nerve block following major foot and ankle surgery: a prospective randomized comparison [published online ahead of print, 2019 Sep 29]. Reg Anesth Pain Med. 2019; rapm-2018-100301.

- Soberón JR, McInnis C, Bland KS, Egger AL, Patterson ME, Elliott CE, Treuting RJ, Osteen K: Ultrasound-guided popliteal sciatic nerve blockade in the severely and morbidly obese: a prospective and randomized study. J Anesth 2016; 30: 397-404.

- Techasuk W, Bernucci F, Cupido T, González AP, Correa JA, Finlayson RJ, Tran DQH: Minimum effective volume of combined lidocaine-bu-pivacaine for analgesic subparaneural popliteal sciatic nerve block. Reg Anesth Pain Med 2014; 39: 108-111.

- Tiyaprasertkul W, Bernucci F, González AP, Leurcharusmee P, Yazer MS, Techasuk W, Arnuntasupakul V, la Garza DC de, Finlayson RJ, Tran DQH: A randomized comparison between single- and triple-injection subparaneural popliteal sciatic nerve block. Reg Anesth Pain Med 2015; 40: 315-320.

- Tran DQH, Dugani S, Pham K, Al-Shaafi A, Finlayson RJ. A randomized comparison between subepineural and conventional ultrasound-guided popliteal sciatic nerve block. Reg Anesth Pain Med 2011; 36: 548-552.
- Tran DQH, González AP, Bernucci F, Pham K, Finlayson RJ: A randomized comparison between bifurcation and pre-bifurcation subparaneural popliteal sciatic nerve blocks. Anesth Analg 2013; 116: 1170-1175.
- Hadzic's Peripheral Nerve Blocks and Anatomy for Ultrasound-Guided Regional Anesthesia, 3rd Edition. McGrawHill, New York, NY 2021. ISBN 978-0071717595.
- Hadzic's Textbook of Regional Anesthesia and Acute Pain Management, 2nd Edition. McGrawHill, New York, NY 2017. ISBN 978-0071717595.

18

IPACK 阻滞

▶▶ **要点速览**

适应证： 膝关节置换术后镇痛，交叉韧带修复和涉及膝关节后侧的手术。

目标： 局麻药在股骨后方腘动脉下方浸润。

患者体位： 俯卧或仰卧，仰卧位时膝关节在脚踏板上轻微弯曲或抬高。

体表标志： 股骨内上髁和腘窝。

  高频线阵或低频凸阵探头

 20～25 ml

 22 号
8～10 cm

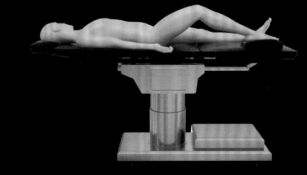

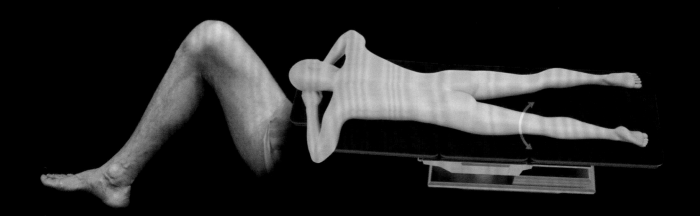

膝关节后方神经支配是由坐骨神经（SN）、胫神经（TN）和腓总神经（CPN）的关节分支以及闭孔神经后支提供的。

来自 TN 的关节分支是膝关节后囊神经支配的主要来源。它们起源于股骨内侧髁上缘的近端或远端，横向走行于股骨内侧髁和外侧髁之间的髁间区域，并进一步分支。

来自 SN 和（或）CPN 的关节分支进一步分为前支和后支，分别支配膝关节前外侧和后外侧关节囊。

闭孔神经后支的关节分支通过内收肌裂孔，同股动、静脉一起进入腘窝。在股骨髁水平分为两到三个末端分支，支配后囊上内侧。

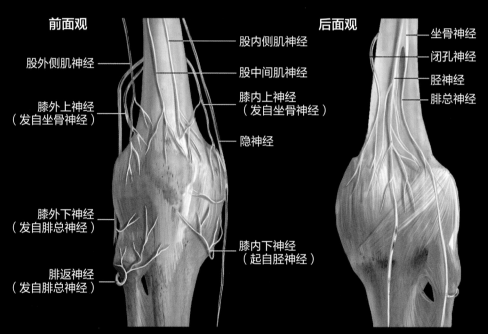

图 1　膝关节前后方的神经支配

超声解剖

当探头横置于膝关节内侧、髌骨上方 2 cm 处时，可以在高回声股骨干（浅表）和高回声 TN 和 CPN（深部）之间识别出圆形无回声的腘血管。股内侧肌和缝匠肌位于内侧，半膜肌位于后方。

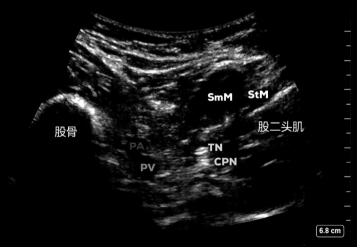

图 2　IPACK 阻滞的超声解剖。SmM，半膜肌；StM，半腱肌；PA，腘动脉；PV，腘静脉；TN，胫神经；CPN，腓总神经

▶▶ 阻滞范围

　　IPACK 阻滞是一种保留运动功能的阻滞技术，可阻滞来自腘神经丛和闭孔神经的细小的关节感觉神经，从而提供膝关节后囊的镇痛。

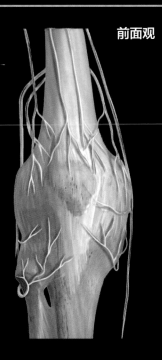
前面观

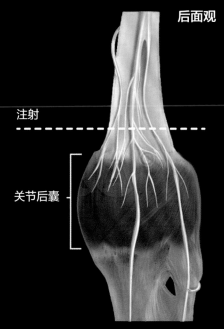
后面观

注射

关节后囊

图 3　IPACK 阻滞的感觉阻滞范围

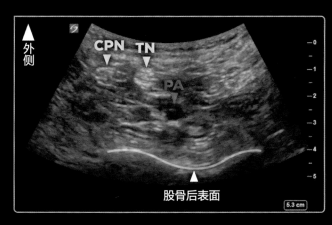

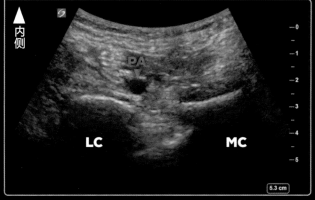

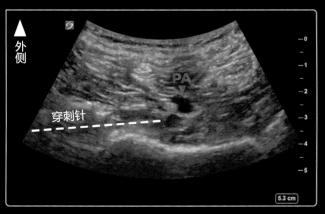

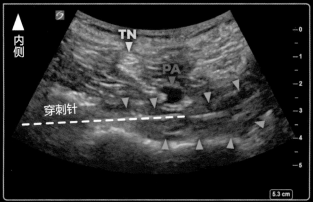

图 4　IPACK 阻滞超声解剖、进针路径和药液注射。CPN，腓总神经；TN，胫神经；PA，腘动脉；LC，股外侧髁；MC，股内侧髁。箭头：局麻药液

扫查技术

- 将探头横置在膝关节内侧、髌骨上方约 2 cm 处。
- 向近端 / 远端滑动探头，以识别股骨干的远端。

提示

- 如果可看到股骨髁，则向近端滑动探头，直到髁突消失，并确定股骨干。
- 扫查时，建议常规识别隐神经，以避免进针时损伤神经。
- 使用彩色多普勒，便于识别腘窝血管。

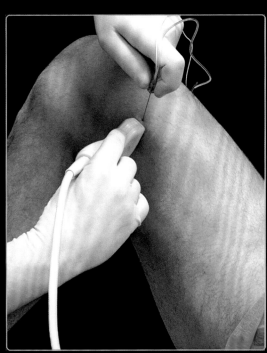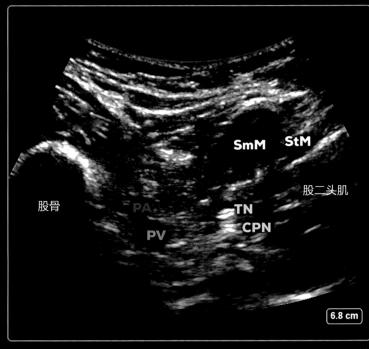

图 5　IPACK 阻滞的探头位置和超声图像。SmM，半膜肌；StM，半腱肌；PA，腘动脉；PV，腘静脉；TN，胫神经；CPN，腓总神经

进针方法及路径

- 采用平面内技术，从膝关节前内侧朝向腘动脉和股骨之间的间隙进针。
- 当到达腘动脉后方时，注射 2 ml 局麻药以确定正确的针尖位置。

提示

- 进针角度要陡，使穿刺针始终靠近股骨干。这可降低腘神经和血管损伤的风险。
- 药液应在腘动脉和股骨干之间的间隙内充分扩散。

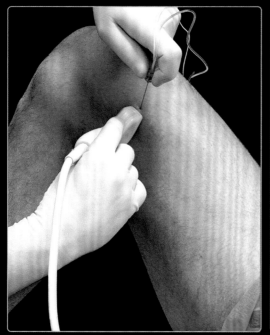
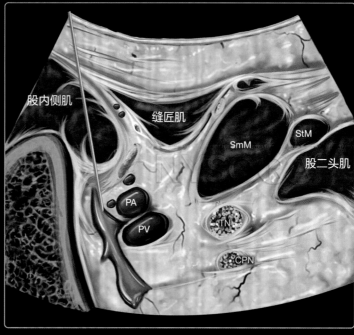

图 6　IPACK 阻滞的逆向超声解剖。SmM，半膜肌；StM，半腱肌；PA，腘动脉；PV，腘静脉；TN，胫神经；CPN，腓总神经

其他入路

- 将超声探头放置于腘窝皮纹之上，观察胫神经、腓总神经、腘动脉和股骨髁。
- 在此位置向近端滑动探头，直至看到股骨干后面。
- 从内侧或外侧平面内进针，针尖朝向为腘动脉和股骨之间的间隙。
- 注射 1~2 ml 局麻药以确认针尖位置。
- 注射 15~20 ml 药液完成阻滞。

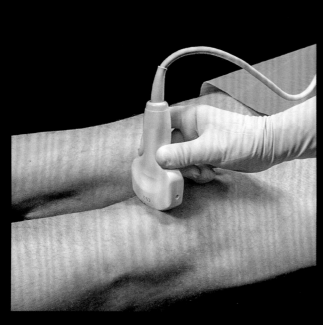
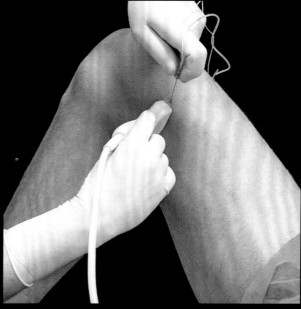

图 7　IPACK 阻滞探头放置的其他位置

▶▶ 局麻药选择

　　实施 IPACK 阻滞的最佳药物浓度和容量尚未得到证实。最常用的局麻药为 0.2%～0.5% 的布比卡因或罗哌卡因。

	IPACK 阻滞的局麻药选择		
适应证	阻滞类型	局麻药	容量
全膝关节置换术后镇痛，涉及膝关节**后部**的手术	腘动脉和膝关节囊之间的局麻药浸润（IPACK）	0.25% 布比卡因或者 0.2%～0.3% 的罗哌卡因	15～20 ml

▶▶ 要点与流程

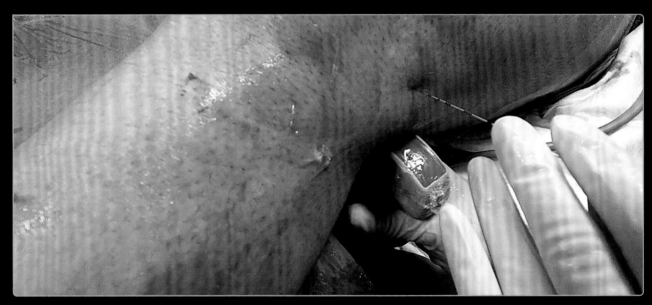

图 8　仰卧位 IPACK 阻滞

- 使用彩色多普勒，以便于识别腘血管。
- 从内侧向外侧进针时，需要以一个陡峭的角度进针，以保持穿刺针靠近股骨干，从而避免损伤到神经和血管。
- 采用内侧 - 外侧进针技术时，建议常规识别隐神经，以确定安全的穿刺位置和路径。

```
                                    ┌─────────────────────────┐
                                    │        患者体位          │
                                    │  仰卧屈膝（也可俯卧或侧卧）  │
                                    └─────────────────────────┘
                                              ┊
┌─────────────────────────┐        ┌─────────────────────────┐
│        初始设置          │        │        探头位置          │
│  • 深度：4~8 cm          │ ┄┄┄▶  │  横置于大腿内侧、髌骨上方 2 cm 处  │
│  • 凸阵探头              │        └─────────────────────────┘
│  • 神经刺激仪：0.5 mA    │                  ┊
└─────────────────────────┘        ┌─────────────────────────┐
                                    │          扫查            │
                                    │  倾斜并轻微移动探头以观察腘动脉  │
                                    │       和股骨干            │
                                    │  目标：确认二者之间的间隙   │
                                    └─────────────────────────┘
                                              ┊
┌─────────────────────────┐                ◇
│  • 如果一开始就看到股骨髁，向近端滑  │       否    ◇ 是否确认股骨干和 ◇
│    动探头直至股骨髁消失、股骨干出现  │ ◀┄┄┄┄┄  ◇ 腘动脉之间的间隙？ ◇
│  • 使用彩色多普勒有助于确认腘血管   │            ◇
└─────────────────────────┘                ◇
                                              ┊ 是
┌─────────────────────────┐                  ┊
│ 每注射 3~5 ml 局麻药，采用 RAPT │                ┊
│ 法评估：                 │                  ┊
│ R= 刺激仪电流 0.5 mA 时无运动反应 │              ┊
│ A= 回吸阴性             │                  ┊
│ P= 注射压力 < 15 psi    │                  ┊
│ T= 注药总量（ml）        │        ┌─────────────────────────┐
└─────────────────────────┘        │  • 采用平面内技术，从膝关节前内侧进  │
                                    │    针，针尖朝向腘动脉和股骨之间的  │
┌─────────────────────────┐        │    间隙                 │
│ 提示：注意进针角度，应尽量靠近股  │ ┄┄┄▶ │  • 注射 15~20 ml 局麻药完成阻滞  │
│ 骨干，并避免腘血管或坐骨神经损伤  │        └─────────────────────────┘
└─────────────────────────┘
```

（霍　飞　译　张　冉　审校）

- Ardon AE, Prasad A, McClain RL, Melton MS, Nielsen KC, Greengrass R: Regional anesthesia for ambulatory anesthesiologists. AnesthesiolClin 2019; 37: 265-287.

- Biehl M, Wild L, Waldman K, Haq F, Easteal RA, Sawhney M. The safety and efficacy of the IPACK block in primary total knee arthroplasty: a retrospective chart review. Can J Anaesth. 2020; 67(9): 1271-1273.

- Elliott CE, Thobhani S: The adductor canal catheter and interspace between the popliteal artery and the posterior capsule of the kneefor total knee arthroplasty. Tech Reg Anesth Pain Manag 2014; 18: 126-129.

- Kim DH, Beathe JC, Lin Y, Yadeau JT, Maalouf DB, Goytizolo E, Garnett C, Ranawat AS, Su EP, Mayman DJ, Memtsoudis SG: Addition of infiltration between the popliteal artery and the capsule of the posterior knee and adductor canal block to periarticular injection enhances postoperative pain control in total knee arthroplasty: A randomized controlled trial. Anesth Analg. 2019 Aug; 129(2): 526-535.

- O'Donnell R, Dolan J: Anaesthesia and analgesia for knee joint arthroplasty. Br J Anaesth 2017; 18: 8-15.

- Ochroch J, Qi V, Badiola I, et al. Analgesic efficacy of adding the IPACK block to a multimodal analgesia protocol for primary total knee arthroplasty. Reg Anesth Pain Med. 2020; 45(10): 799-804.

- Ohgoshi Y, Matsutani M, Kubo EN: Use of IPACK block with continuous femoral triangle block for total knee arthroplasty: A clinical experience. J Clin Anesth 2019; 54: 52-54.

- Sebastian MP, Bykar H, Sell A: Saphenous nerve and IPACK block. Reg Anesth Pain Med 2019; 0: 1.

- Sebastian MP, Dsouza SL, Aranburu Uriarte O. IPACK and genicular nerves block: which nerves are we targeting?. Reg Anesth Pain Med. 2022; 47(3): 201-202.

- Sinha SK, Abrams JH, Arumugam S, D'Alessio J, Freitas DG, Barnett JT, Weller RS: Femoral nerve block with selective tibial nerve block provides effective analgesia without foot drop after total knee arthroplasty: A prospective, randomized, observer-blinded study. Anesth Analg 2012; 115: 202-206.

- Sinha SK, Suter S: New blocks for the same old joints. Curr Opin Anaesthesiol 2018; 31: 630 635.

- Tran J, Giron Arango L, Peng P, Sinha SK, Agur A, Chan V: Evaluation of the iPACK block injectate spread: A cadaveric study. Reg Anesth Pain Med 2019; 44: 689-694.

- Tran J, Peng PWH, Gofeld M, Chan V, Agur AMR: Anatomical study of the innervation of posterior knee joint capsule: Implication for image-guided intervention. Reg Anesth Pain Med 2019; 44: 234-238.

- Zeng Y, Wang Q, Hu J, Yang J. Adding Dexamethasone to Adductor Canal Block Combined With iPACK Block Improve Postoperative Analgesia of Total Knee Arthroplasty. Clin J Pain. 2022; 38(9): 575-581.

- Hadzic's Peripheral Nerve Blocks and Anatomy for Ultrasound-Guided Regional Anesthesia, 3rd Edition. McGrawHill, New York, NY 2021. ISBN 978-0071717595.

- Hadzic's Textbook of Regional Anesthesia and Acute Pain Management, 2nd Edition. McGrawHill, New York, NY 2017. ISBN 978-0071717595.

19
踝关节阻滞

▶▶ 要点速览

适应证： 远端足和脚趾手术。

目标： 局麻药在各神经周围扩散。

患者体位： 仰卧位，小腿下方垫脚垫以便扫查踝关节。

体表标志： 内踝和外踝，跟腱和隐静脉。

 线阵

 25 号
5 cm 阻滞针

 胫神经 **5~8** ml
其他每根神经 **3~5** ml

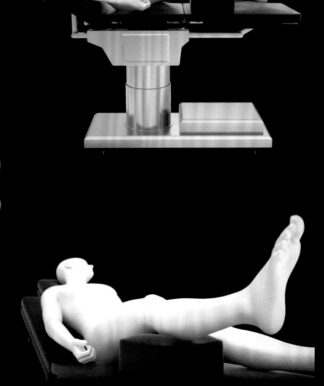

足部受 5 支神经支配：

- 坐骨神经的 4 个终末支：胫神经、腓深神经、腓浅神经和腓肠神经。
- 股神经的 1 个终末支：隐神经。

胫神经

- 踝部最大的神经。
- **解剖：**与胫后动静脉一起走行于内踝后方，屈肌支持带深面，并分为跟骨神经、足底内侧神经和足底外侧神经。
- **神经支配：**足跟和足底的肌肉、骨骼、关节以及皮肤。

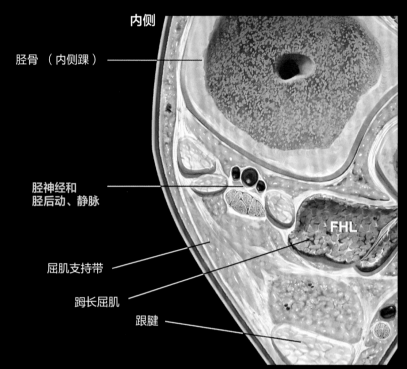

内侧

胫骨 （内侧踝）

胫神经和
胫后动、静脉

FHL

屈肌支持带

蹬长屈肌

跟腱

图 1　踝关节断层解剖，图示胫神经和胫后血管

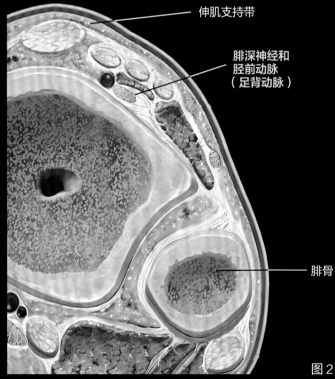

伸肌支持带

腓深神经和
胫前动脉
（足背动脉）

腓骨

腓深神经

- 腓总神经的终末支之一。
- **解剖：**由内向外穿过胫前动脉，在伸肌支持带下方通过。
- **神经支配：**神经分为外侧支和内侧支，支配足背的所有深部结构及第 1 趾和第 2 趾之间的皮肤。

图 2　踝关节断层解剖，图示腓深神经

腓浅神经

- 腓总神经终末支。

- **解剖：** 在膝关节和踝关节之间，神经位于小腿深筋膜下方，前侧（腓骨肌）和外侧（趾长伸肌）肌室之间的筋膜平面内。腓浅神经位于小腿深筋膜下方，腓骨肌和趾长伸肌之间。

- **神经支配：** 足背和足外侧表面的皮肤。

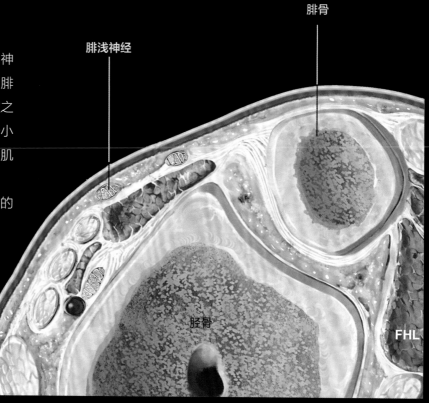

图 3　踝关节断层解剖，图示腓浅神经。FHL，姆长屈肌

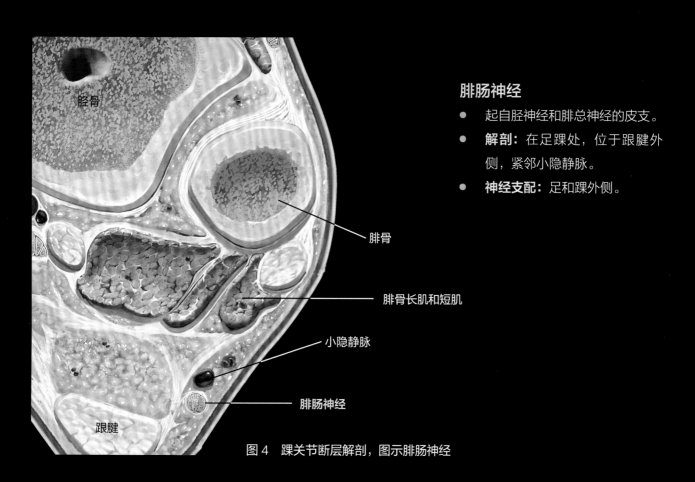

腓肠神经

- 起自胫神经和腓总神经的皮支。

- **解剖：** 在足踝处，位于跟腱外侧，紧邻小隐静脉。

- **神经支配：** 足和踝外侧。

图 4　踝关节断层解剖，图示腓肠神经

隐神经

- 股神经终末支。

- **解剖：**与大隐静脉伴行。

- **神经支配：**内踝和踝关节内侧。

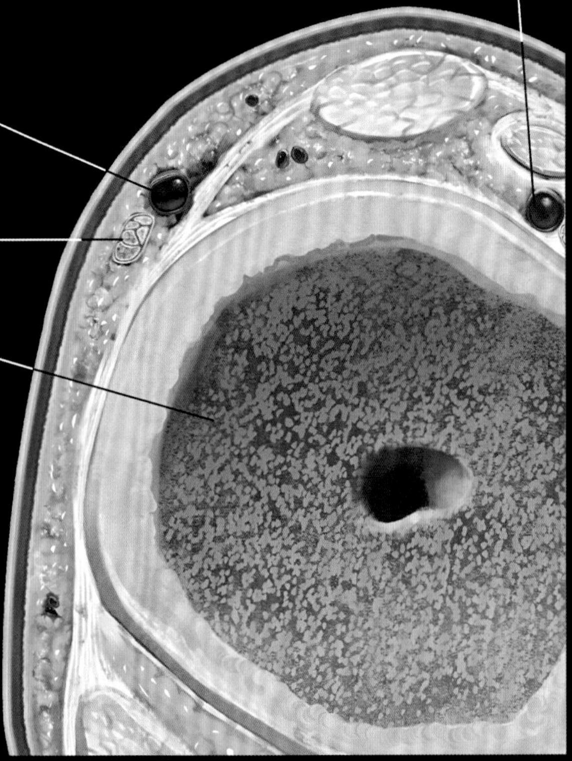

图 5 　踝关节断层解剖，图示隐神经

图中标注：足背动脉、隐静脉、隐神经、胫骨

▶▶ 阻滞范围

踝关节阻滞可麻醉踝关节以远整个足部。对于脚趾手术，多数患者不需要行隐神经阻滞。

坐骨神经分支：功能

胫神经

感觉阻滞：足跟和足底。

运动阻滞：脚趾跖屈。

腓深神经

感觉阻滞：足背的深部结构及第 1 趾和第 2 趾之间的皮肤。

运动阻滞：脚趾背屈。

腓浅神经

感觉阻滞：足背；无运动阻滞。

腓肠神经

感觉阻滞：外踝及足、踝外侧缘；无运动阻滞。

股神经分支

隐神经

感觉阻滞：内踝和中足内侧的皮肤。

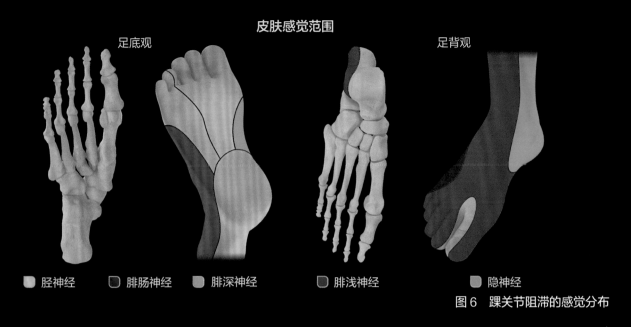

皮肤感觉范围

足底观　　　　　　　　　　　　　　　　　　　足背观

■ 胫神经　　　□ 腓肠神经　　　■ 腓深神经　　　　□ 腓浅神经　　　　　■ 隐神经

图 6　踝关节阻滞的感觉分布

▶▶ 阻滞技术

踝关节阻滞涉及两支深部神经（胫神经和腓深神经）和三支浅表神经（腓浅神经、腓肠神经和隐神经）。

胫神经阻滞

1.　将超声探头横置于内踝和跟腱之间（图 7A）。超声下可见神经为靠近胫后动、静脉的椭圆形高回声结构，位于屈肌支持带深面（图 7B）。

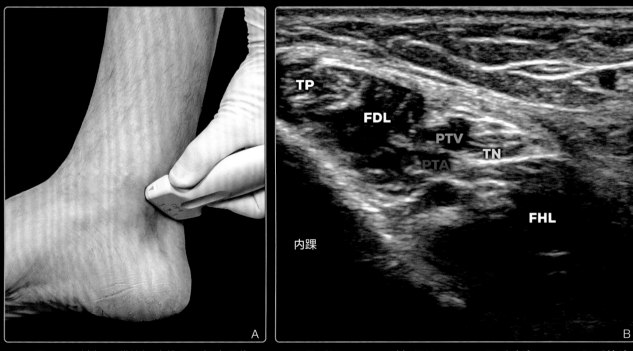

图 7　胫神经阻滞的探头位置和超声图像。TP，胫骨后肌；FDL，趾长屈肌；PTA，胫后动脉；PTV，胫后静脉；TN，胫神经；FHL，姆长屈肌

2. 采用平面内或平面外技术进针，在包裹神经的筋膜平面内注射 5~7 ml 局麻药。

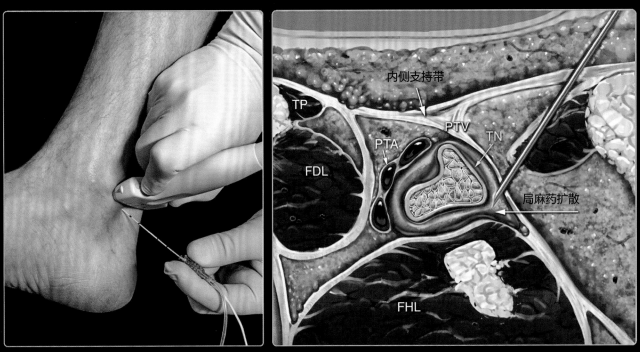

图 8　胫神经阻滞的探头位置和进针方法（OOP，平面外进针）。胫神经阻滞平面内进针的逆向超声解剖。TP，胫骨后肌；FDL，趾长屈肌；PTA，胫后动脉；PTV，胫后静脉；TN，胫神经；FHL，蹚长屈肌

腓深神经阻滞

1. 将探头横置于踝关节前面伸肌支持带水平（图 9A）。在胫骨表面、胫前动脉的外侧或浅层可见两个小的低回声结节，其边缘为高回声（图 9B），即为腓深神经。

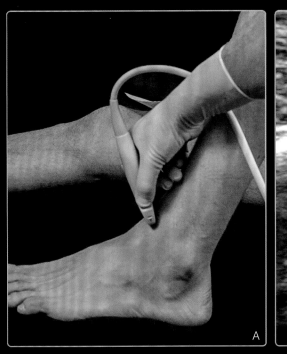
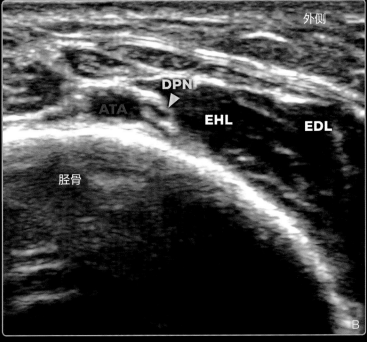

图 9　腓深神经阻滞的探头位置及超声解剖。ATA，胫前动脉；DPN，腓深神经；EHL，蹚长伸肌；EDL，趾长伸肌

提示

- 神经通常位于动脉外侧。
- 胫前动脉是主要定位标志。
- 轻压探头，避免压迫动脉。
- 通过近端和远端扫查，可以更容易地识别靠近动脉的神经。

2. 采用平面内或平面外技术进针，在神经旁注射 3~5 ml 局麻药。注射成功后，药液会在筋膜鞘内扩散，使神经远离周围结缔组织。

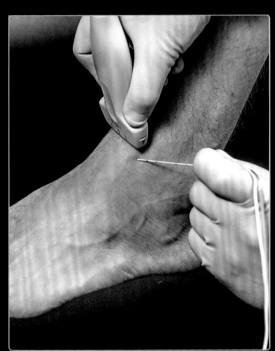 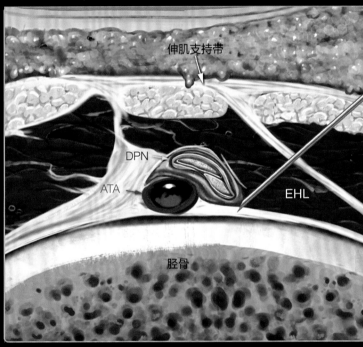

图 10　腓深神经阻滞的探头位置和进针方法。腓深神经阻滞平面内进针的逆向超声解剖。
ATA，胫前动脉（又称足背动脉）；DPN，腓深神经；EHL，踇长伸肌

局麻药充分扩散示例

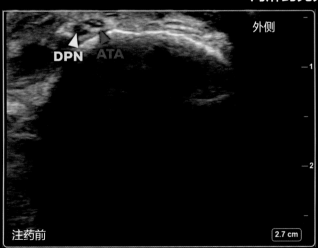 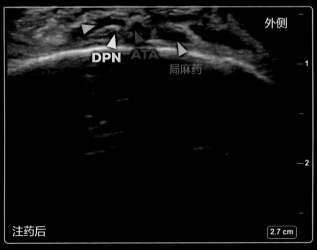

图 11　腓深神经阻滞注药前后超声图像。DPN，腓深神经；ATA，胫前动脉

腓浅神经

1. 将探头横置于腓骨上方，距外踝 5～10 cm 处（图 12A）。神经在小腿筋膜和肌间隔的交叉处呈低回声扁平结构，肌间隔分隔外侧和前侧肌室（图 12B）。

   为避免阻滞失败： 沿近端和远端追踪神经，在神经离开筋膜并进一步分支之前、靠近端的位置实施阻滞。

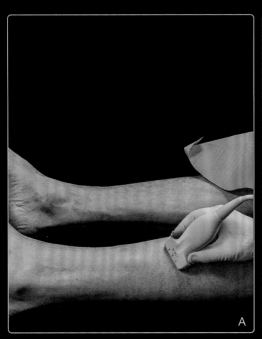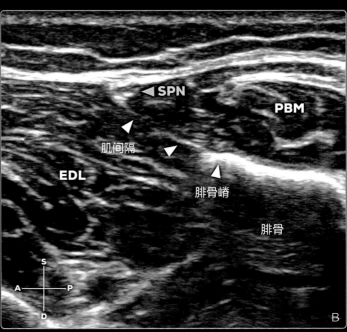

图 12　腓浅神经阻滞的探头位置及超声图像。EDL，趾长伸肌；SPN，腓浅神经；PBM，腓骨短肌

2. 采用平面内或平面外技术进针至神经所在的筋膜平面，注射 3～5 ml 局麻药。药液应在前侧和外侧肌室之间的筋膜平面内（趾长伸肌和腓骨短肌之间）包绕神经。

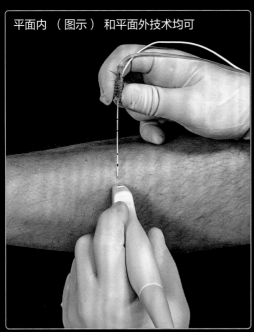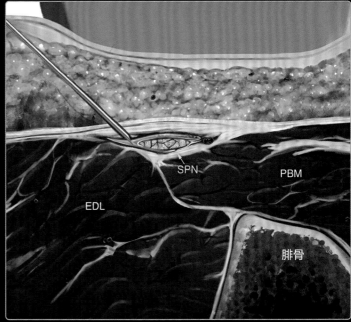

图 13　腓浅神经阻滞平面内进针的逆向超声解剖。EDL，趾长伸肌；SPN，腓浅神经；PBM，腓骨短肌

腓肠神经阻滞

1. 将探头横置于外踝和跟腱之间（图 14A）。可以看到腓肠神经与深筋膜浅层的小隐静脉相邻（图 14B）。

> **提示**
>
> 使用大量耦合剂和轻压探头来防止小隐静脉塌陷，因为这是识别腓肠神经的主要标志。

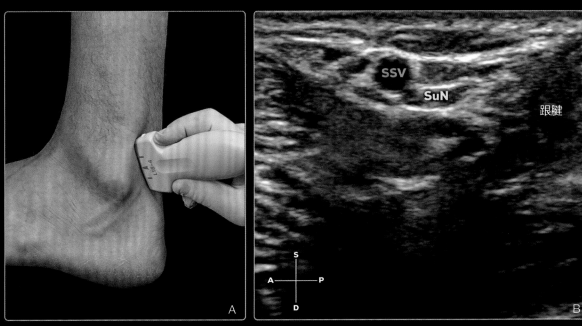

图 14　腓肠神经阻滞探头位置及超声图像。SuN，腓肠神经；SSV，小隐静脉

2. 采用平面内或平面外技术进针，在静脉附近注射 3～5 ml 局麻药。解剖图像显示药液在小隐静脉周围扩散。

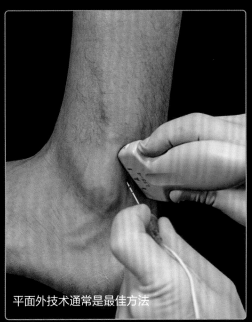

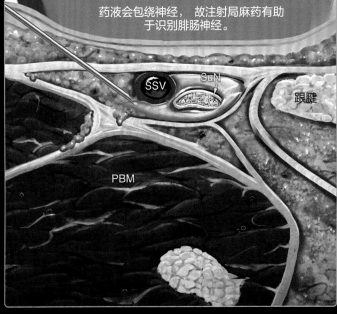

图 15　腓肠神经阻滞平面内进针的逆向超声解剖。PBM，腓骨短肌；SuN，腓肠神经；SSV，小隐静脉

隐神经阻滞

1. 将探头横置在内踝近端。主要标志是大隐静脉。神经可表现为静脉旁小的高回声结构。隐神经与静脉伴行，有时可见小的高回声结构。

> **提示**
> - 轻压探头观察大隐静脉，其为定位标志。
> - 一定要使用大量耦合剂以改善足踝处成像。

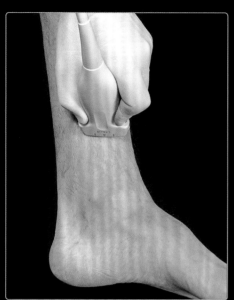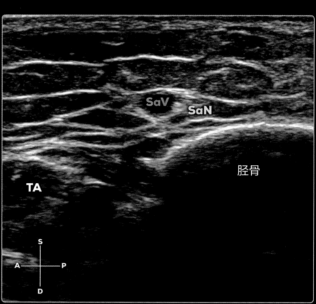

图 16　隐神经阻滞的探头位置及超声图像。TA，胫前肌；SaN，隐神经；SaV，隐静脉

2. 采用平面内或平面外技术进针，注射 3~5 ml 局麻药。超声解剖图像显示了在大隐静脉周围注射局麻药的重要性。

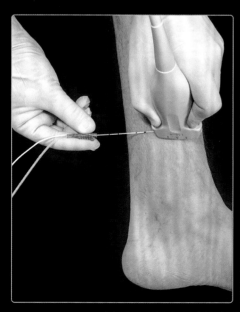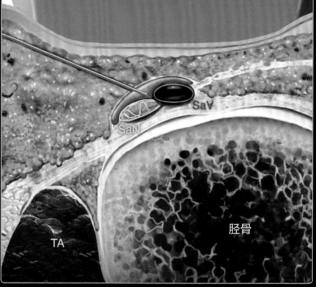

图 17　隐神经阻滞平面内进针的逆向超声解剖。TA，胫前肌；SaN，隐神经；SaV，隐静脉

▸▸ 局麻药选择

长效局麻药，如布比卡因或罗哌卡因，通常用于踝关节阻滞，以实现术后长时间镇痛。

踝关节阻滞的局麻药选择			
适应证	阻滞类型	局麻药	容量
远端足部和足趾手术的麻醉和镇痛： － 踇外翻 － 跖骨截骨术	踝部阻滞： － 胫神经 － 腓深神经 － 腓浅神经 － 腓肠神经 － 隐神经	0.5% 布比卡因或罗哌卡因	胫神经 5~8 ml 其他神经各 3~5 ml

▸▸ 要点与流程

- 使用小号针头进行阻滞，以减少患者不适（25G）。
- 尽量轻压探头以防止血管塌陷。
- 对于前足和脚趾的手术，通常不需要阻滞隐神经。在大多数患者中，隐神经未到达脚趾。
- 成功的阻滞不需要环周扩散。更重要的是保证注药平面正确。
- 如何保证局麻药注射位置正确？从注射点上下扫查以确定药物是否在正确的平面内扩散。
- 局麻药用量？胫神经是踝关节处最大的神经，需要5~8 ml局麻药；其余神经要小得多（3~5 ml药液足够）。
- 使用大量耦合剂：踝周围扫查时，必须确保探头与皮肤表面贴合良好。
- 应先阻滞胫神经，因为：
  1. 对于大多数足趾手术来说，胫神经是最重要并且最大的神经。
  2. 阻滞起效时间最长。

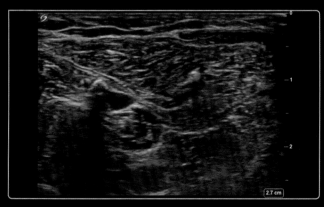
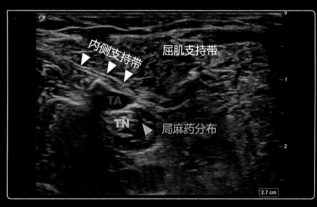

图 18　胫后神经阻滞成功的局麻药分布。TA，胫动脉；TN，胫神经

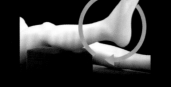

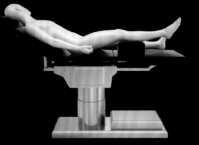

患者体位
平卧，脚抬高

初始设置
- 线阵探头
- 深度：3 cm

探头位置
踝周围（取决于目标神经）

胫神经（TN）
横置于内踝后方；内踝和跟腱之间

腓深神经（DPN）
横置于胫骨前面

腓浅神经（SPN）
横置于外踝近端10~15 cm 处

腓肠神经（SuN）
横置于外踝和跟腱之间

扫查
近端/远端扫查，倾斜探头以优化图像

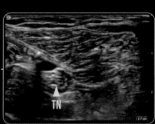

胫神经：圆形，高回声，位于胫后血管外侧，屈肌支持带深处
腓深神经：小，高回声，位于胫前动脉外侧
腓浅神经：小，高回声，位于小腿筋膜深处
腓肠神经：小，高回声，紧邻小隐静脉，注射局麻药前常不显影

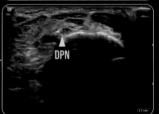

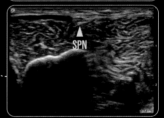

每注射 3~5 ml 局麻药，使用RAPT 法评估
R= 刺激仪电流 0.5 mA 时无运动反应
A= 回吸阴性
P= 注射压力 < 15 psi
T= 注药总量（ml）

平面内或平面外进针至神经所在的筋膜平面，注药 1 ml 以确认位置正确

胫神经 5~8 ml
其他神经各 3~5 ml

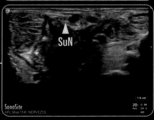

（李清月 译　张庆芬 审校）

▶▶ **参考文献**

- Antonakakis JG, Scalzo DC, Jorgenson AS, et al: Ultrasound does not improve the success rate of a deep peroneal nerve block at the ankle. Reg Anesth Pain Med 2010; 35: 217-221.

- Benzon HT, Sekhadia M, Benzon HA, et al: Ultrasound-assisted and evoked motor response stimulation of the deep peroneal nerve. Anesth Analg 2009; 109: 2022-2024.

- Marty P, Rontes O, Chassery C, et al. Perineural Versus Systemic Dexamethasone in Front-Foot Surgery Under Ankle Block: A Randomized Double-Blind Study. Reg Anesth Pain Med. 2018; 43(7): 732-737.

- Redborg KE, Antonakakis JG, Beach ML, Chinn CD, Sites BD: Ultrasound improves the success rate of a tibial nerve block at the ankle. Reg Anesth Pain Med 2009; 34: 256-260.

- Chin KJ, Wong NW, Macfarlane AJ, Chan VW: Ultrasound-guided versus anatomic landmark-guided ankle blocks: a 6-year retrospective review. Reg Anesth Pain Med 2011; 36: 611-618.

- López AM, Sala-Blanch X, Magaldi M, Poggio D, Asuncion J, Franco CD: Ultrasound-guided ankle block for forefoot surgery: the contribution of the saphenous nerve. Reg Anesth Pain Med 2012; 37: 554-557.

- Hadzic's Peripheral Nerve Blocks and Anatomy for Ultrasound-Guided Regional Anesthesia, 3rd Edition. McGrawHill, New York, NY 2021. ISBN 978-0071717595.

- Hadzic's Textbook of Regional Anesthesia and Acute Pain Management, 2nd Edition. McGrawHill, New York, NY 2017. ISBN 978-0071717595.

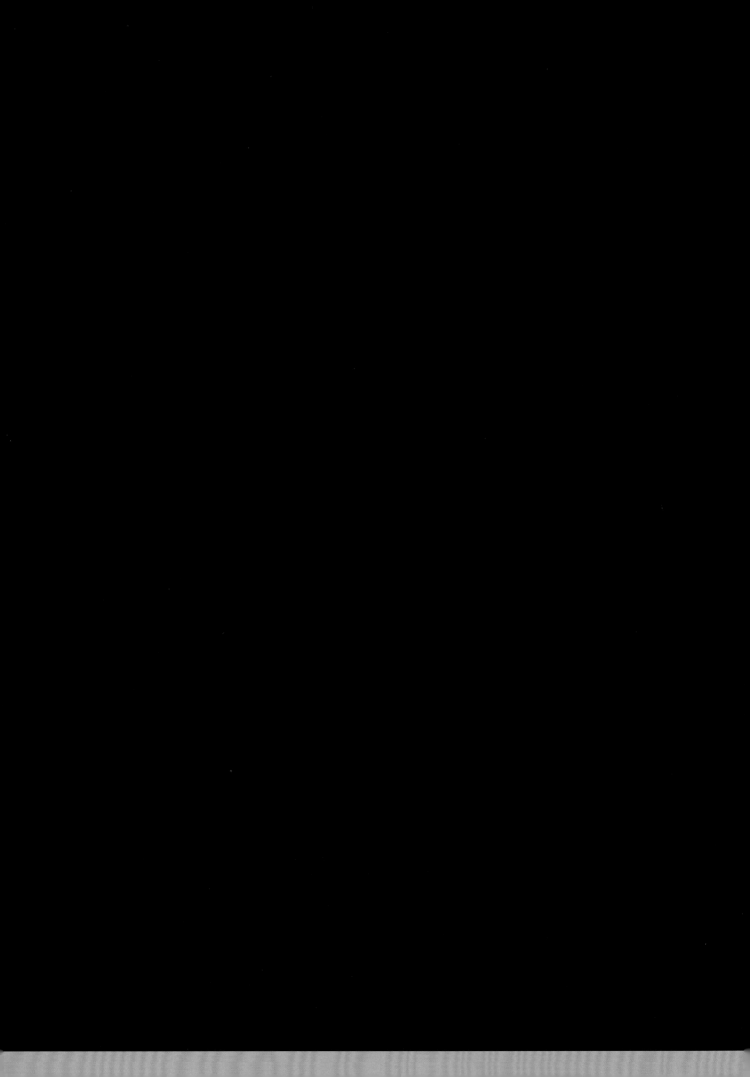

躯　干

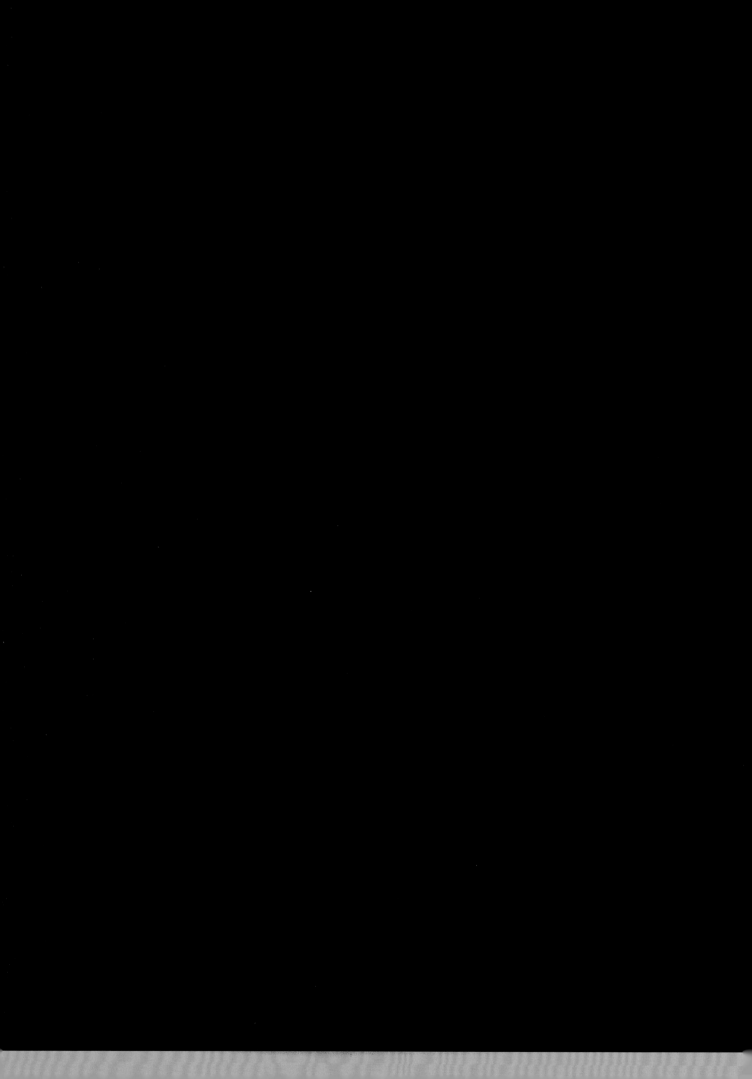

20
肋间神经阻滞

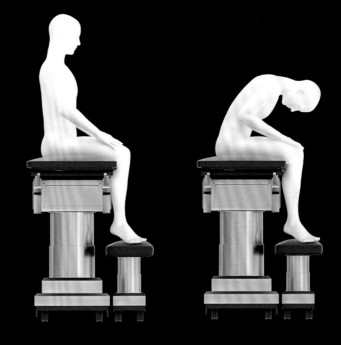

▶▶ 要点速览

适应证： 肋骨骨折镇痛，胸部及上腹部手术（如，开胸、胸腔造口、乳房切除、胃造瘘、胆囊切除）术后镇痛，带状疱疹或疱疹后神经痛。

目标： 局麻药在肋间神经所在的肋间沟扩散。

患者体位： 患者坐位、侧卧位或俯卧位时均可实施肋间神经阻滞。

体表标志： 超声探头旁矢状位放置以识别肋骨。

 线阵   22～25 号 3～5 cm

 每个平面 **3～5** ml

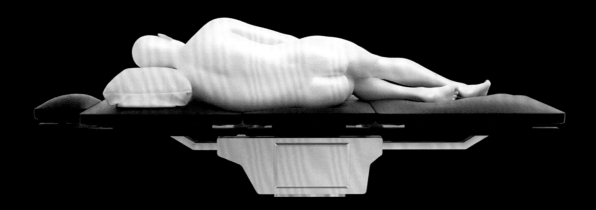

T2～T12脊神经支配胸壁和上腹部。胸神经根从各自的椎间孔出来后，分为背侧支和腹侧支。背侧支支配椎旁区域的皮肤和肌肉。腹侧支继续向外走行为肋间神经。

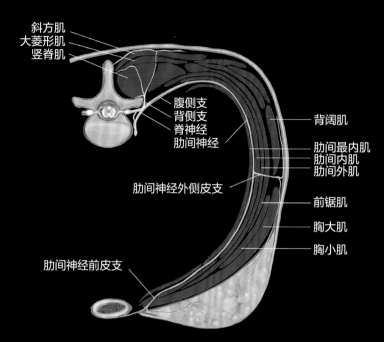

图1 胸段脊神经和肋间神经解剖

肋间神经在椎间孔外侧约3 cm处从肋间后膜穿出，进入肋骨的肋下沟。最初，神经在壁胸膜和肋间内膜之间走行。在肋骨角外侧，肋间神经进入肋间最内肌和肋间内肌之间，在这里走完大部分行程，并与肋间动静脉伴行。

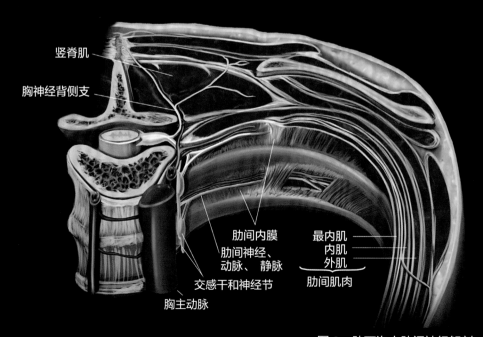

图2 肋下沟内肋间神经解剖

神经分支穿过间隙并沿下位肋骨的上缘走行。在腋中线，肋间神经发出外侧皮支，该皮支穿过肋间内肌和肋间外肌，支配胸部外侧和上腹壁的肌肉和皮肤。肋间神经终末支为前皮支，支配前胸和腹壁的皮肤和肌肉，包括胸骨和腹直肌表面的皮肤。

第 1 胸神经（T1）的大部分纤维经第 1 肋的颈部离开肋间隙，与 C8 的神经纤维汇合。只有一小部分 T1 纤维继续作为肋间神经支配肋间隙的肌肉。第 2 肋间神经，有时为第 3 肋间神经（T2 或 T3），构成肋间臂神经，支配腋窝和上臂内侧的皮肤。T12 的腹侧支被称为肋下神经，因为其不在肋间走行。

提示

- 可以在肋间神经走行路径的不同水平实施肋间神经阻滞。
- 在胸骨边缘进行的肋间阻滞又称为"胸骨旁阻滞"。
- 对于某些患者来说，椎旁阻滞可能是更好的选择，并且更容易实施。

▶▶ 阻滞范围

阻滞范围为单侧，并与相应肋间神经的支配范围一致，呈节段性分布。成功的阻滞通常需要在相应的多个肋间隙进行多次注射。

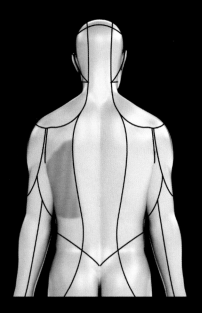
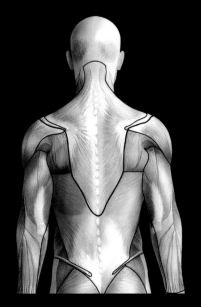
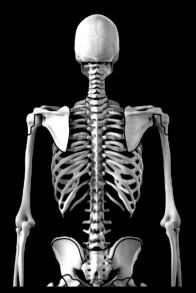

图3 阻滞范围（黄色区域）

肩胛下角是很好的扫查起点。当患者体位正确时，此位置对应第 7 肋间隙。在肋骨角和腋后线之间，神经血管束尚未分开。在此部位继续向外扫查肋间隙。彩色多普勒可能有助于识别肋间动脉，但超声下通常看不到肋间神经本身。

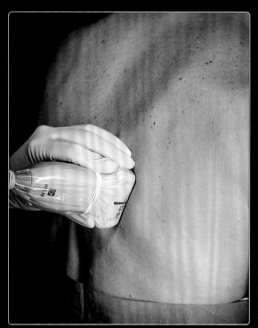
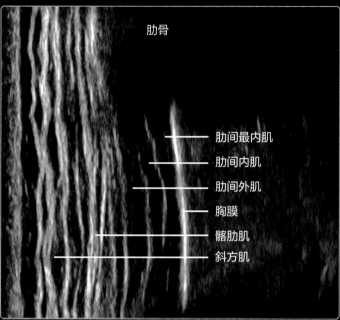

肋骨

肋间最内肌
肋间内肌
肋间外肌
胸膜
髂肋肌
斜方肌

图 4　肋间神经阻滞的探头位置和超声解剖

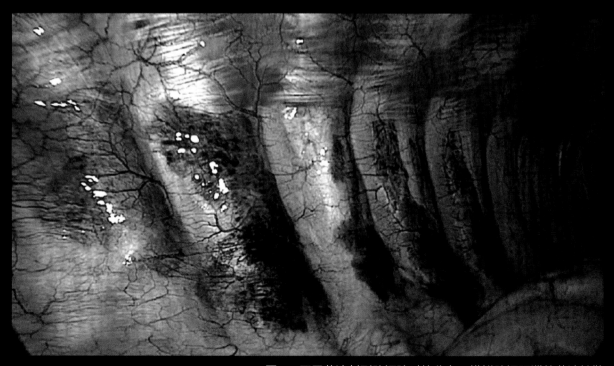

图 5　亚甲蓝注射到肋间隙时的分布，模拟肋间阻滞的药液扩散

进针点选择在肋骨角与腋后线之间、肋间神经发出外侧分支之前，以保证肋间神经完全阻滞。紧邻肋骨下缘，平面内或平面外进针，穿过肋间外肌和肋间内肌。最佳进针终点位于肋间内肌下方，确保针尖位于壁胸膜浅层。水分离有助于识别针尖位置，并确认肋间最内肌和肋间内肌之间的空隙。可以使用盐水或葡萄糖液确认注药平面，以减少局麻药物总量。

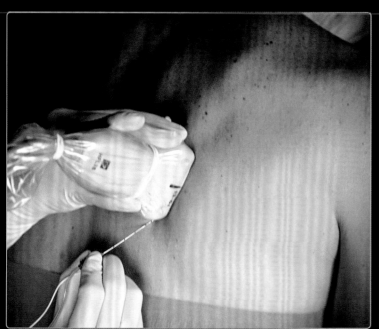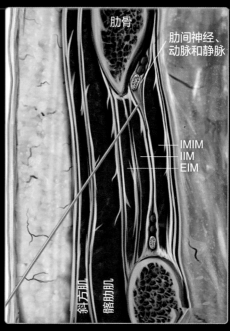

图 6　肋间神经阻滞平面内进针的超声解剖。IMIM，肋间最内肌；IIM，肋间内肌；EIM，肋间外肌

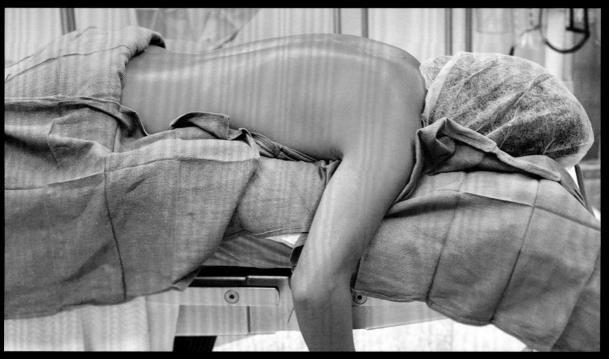

图 7　肋间阻滞可在俯卧位和侧卧位进行

肋间神经阻滞的局麻药选择			
适应证	阻滞类型	局麻药	容量
用于肋骨骨折、胸引管、胸壁手术的镇痛	肋间神经阻滞	0.25%～0.5% 布比卡因或 0.5% 罗哌卡因 使用 1 : 300 000 的肾上腺素延长阻滞持续时间	3～5 ml / 肋间水平

▶▶ 要点与流程

- 通过调整超声探头的倾斜度，通常可以解决目标层次成像不佳的问题。
- 选择适当的深度、焦点区域、增益或时间增益补偿来优化超声图像。
- 许多麻醉医师在水分离时使用生理盐水或葡萄糖溶液来减少局麻药总量。
- 水分离通常有助于识别针尖和正确的组织层次（肋间最内肌和肋间内肌之间的空隙）。
- 肋间最内肌并不总是可见，因此它不是阻滞的有用标志。肋间内肌更容易识别，可以作为进针目标。
- 硬膜外镇痛可能是代替双侧肋间神经阻滞更好的方法，因为双侧肋间神经阻滞存在双侧气胸的风险，并且由于需要大剂量局麻药，有局麻药中毒的风险。
- 由于肩胛骨的原因，T7 以上的肋间神经阻滞可能很困难；应考虑椎旁阻滞或硬膜外阻滞等替代技术。

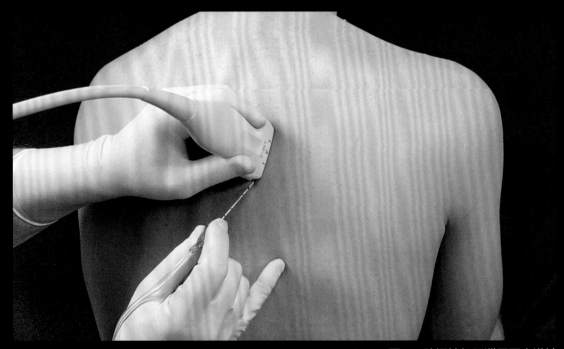

图 8　肋间神经阻滞平面内进针

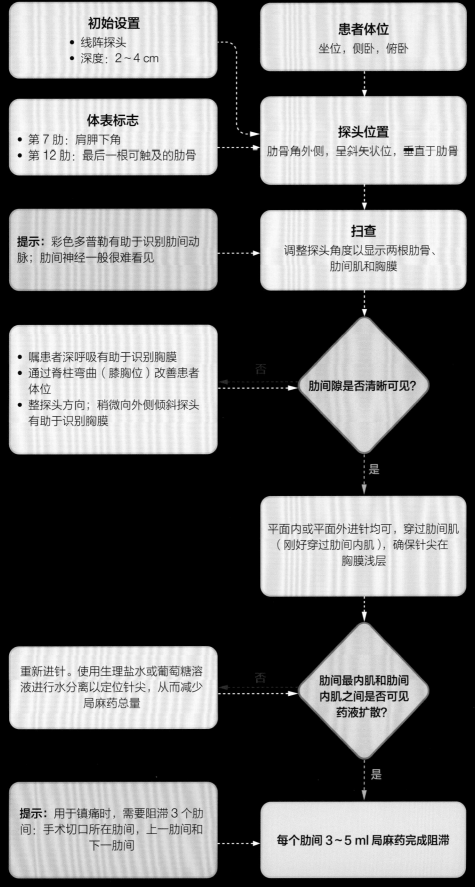

初始设置
- 线阵探头
- 深度：2～4 cm

患者体位
坐位，侧卧，俯卧

体表标志
- 第 7 肋：肩胛下角
- 第 12 肋：最后一根可触及的肋骨

探头位置
肋骨角外侧，呈斜矢状位，垂直于肋骨

提示：彩色多普勒有助于识别肋间动脉；肋间神经一般很难看见

扫查
调整探头角度以显示两根肋骨、肋间肌和胸膜

- 嘱患者深呼吸有助于识别胸膜
- 通过脊柱弯曲（膝胸位）改善患者体位
- 整探头方向；稍微向外侧倾斜探头有助于识别胸膜

否 →

肋间隙是否清晰可见?

是

平面内或平面外进针均可，穿过肋间肌（刚好穿过肋间内肌），确保针尖在胸膜浅层

重新进针。使用生理盐水或葡萄糖溶液进行水分离以定位针尖，从而减少局麻药总量

否 →

肋间最内肌和肋间内肌之间是否可见药液扩散?

是

提示：用于镇痛时，需要阻滞 3 个肋间：手术切口所在肋间，上一肋间和下一肋间

每个肋间 3～5 ml 局麻药完成阻滞

（李清月 译 张庆芬 审校）

▸▸ 参考文献

- Nunn JF, Slavin G: Posterior intercostal nerve block for pain relief after cholecystectomy. Anatomical basis and efficacy. Br J Anaesth 1980; 52: 253-260.

- Vandepitte C, Gautier P, Bellen P, Murata H, Salviz EA, Hadzic A. Use of ultrasound-guided intercostal nerve block as a sole anaesthetic technique in a high-risk patient with Duchenne muscular dystrophy. Acta Anaesthesiol Belg. 2013; 64(2): 91-94.

- Vlassakov K, Vafai A, Ende D, Patton ME, Kapoor S, Chowdhury A, Macias A, Zeballos J, Janfaza DR, Pentakota S, Schreiber KL: A prospective, randomized comparison of ultrasonographic visualization of proximal intercostal block vs paravertebral block. BMC Anesthesiol 2020; 20: 1-9.

- Zinboonyahgoon N, Luksanapruksa P, Piyaselakul S, Pangthipampai P, Lohasammakul S, Luansritisakul C, Mali-Ong S, Sateantantikul N, Chueaboonchai T, Vlassakov K: The ultrasound-guided proximal intercostal block: anatomical study and clinical correlation to analgesia for breast surgery. BMC Anesthesiol 2019; 19: 1-10.

- Moorthy SS, Dierdorf SF, Yaw PB. Influence of volume on the spread of local anesthetic-methylene blue solution after injection for intercostal block. Anesth Analg. 1992; 75: 389-391.

- Hadzic's Peripheral Nerve Blocks and Anatomy for Ultrasound-Guided Regional Anesthesia, 3rd Edition. McGrawHill, New York, NY 2021. ISBN 978-0071717595.

- Hadzic's Textbook of Regional Anesthesia and Acute Pain Management, 2nd Edition. McGrawHill, New York, NY 2017. ISBN 978-0071717595.

胸肌和前锯肌平面阻滞

▶▶ 要点速览

适应证： 胸神经阻滞Ⅰ（PECⅠ）：用于乳腺手术、锁骨和肩锁部位手术的镇痛。

胸神经阻滞Ⅱ（PECⅡ）：用于乳腺扩大切除术、胸壁手术、前哨淋巴结切除术。

前锯肌平面阻滞：用于前外侧胸壁手术和肋骨骨折。

目标： 在胸肌之间以及和前锯肌之间的筋膜平面注射局麻药。

患者体位： 仰卧位或半侧卧位，同侧手臂外展90°。

体表标志： 锁骨、胸大肌、腋前线和腋中线。

 线阵　　 **22号**
5~10 cm 短斜面针

 10~20 ml

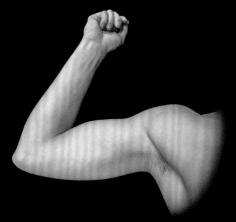

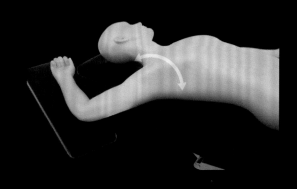

功能解剖

脊神经和颈丛及臂丛的分支支配胸壁的前外侧和乳房。神经在覆盖胸部和腋窝区域的肌肉（前锯肌、胸小肌和胸大肌）之间的筋膜平面内走行。

阻滞原理：

- **PEC I：** 阻滞胸外侧和胸内侧神经。

- **PEC II：** 阻滞胸神经、肋间臂神经和肋间神经的外侧皮支。

- **前锯肌平面阻滞：** 阻滞胸长神经、胸背神经和肋间神经的外侧皮支。

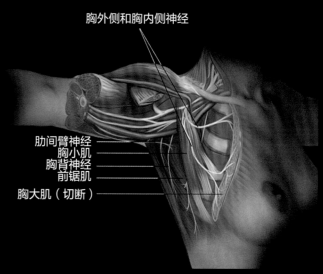

图 1　覆盖胸部和腋窝区域的胸小肌、胸大肌和前锯肌

肌肉和筋膜平面

胸大肌、胸小肌和前锯肌构成了腋窝的前壁和内侧壁。在此处，胸内侧和胸外侧神经走行于胸肌之间，同时肋间神经的外侧支和前支分别走行于前锯肌的浅层和深层。

锁胸筋膜包裹着锁骨下肌和胸小肌。在胸小肌下部，锁胸筋膜延续为腋窝悬韧带，与腋筋膜相连并增强腋筋膜张力。

胸外侧和胸内侧神经位于筋膜浅表。而肋间神经的外侧支、胸长神经和胸背神经则走行在锁胸筋膜和腋窝悬韧带深层。

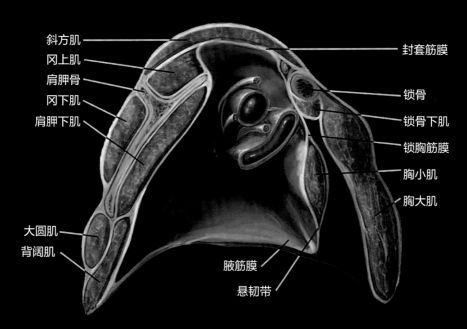

图 2　腋窝断层解剖，图示锁胸筋膜在胸神经阻滞中的重要性

▶▶ 阻滞范围

PEC I

- **目标神经：**胸外侧和胸内侧神经。
- **适应证：**涉及胸大肌的手术（如乳房假体植入术、心脏设备植入术和前开胸手术）。

PEC II

- **目标神经：**与 PEC I 相同 + 肋间神经前外侧皮支和肋间臂神经。
- **适应证：**与 PEC I 相似 + 腋窝镇痛（如肿瘤切除术、乳房切除术、前哨淋巴结活检和腋窝清扫术）。

前锯肌平面阻滞

- **目标神经：**肋间臂神经、肋间神经外侧皮支（T3~T9）、胸长神经和胸背神经。
- **适应证：**与 PEC II 相似 + 涉及背阔肌需要对前外侧胸壁提供额外镇痛的手术（例如：使用背阔肌皮瓣进行乳房重建）。

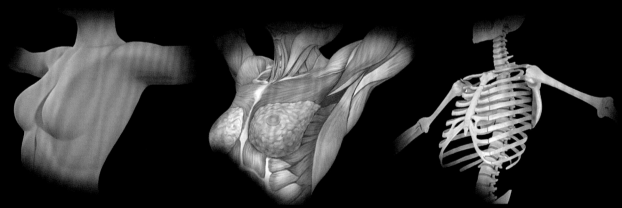

图3　胸肌和前锯肌平面阻滞后的感觉阻滞范围（黄色区域）。根据所选择的阻滞技术（PEC I、PEC II 或前锯肌阻滞），覆盖的皮肤区域可能会有所变化

▶▶ 阻滞技术

PEC I 阻滞

- 将超声探头矢状位放置于锁骨中线下方（看起来与锁骨下阻滞类似），辨识胸大肌和胸小肌，以及位于胸小肌筋膜下方的腋动脉、腋静脉和臂丛。
- 向尾侧滑动探头直到确定第 2 肋和第 3 肋，然后稍微旋转探头并向侧方滑动以确定胸大肌和胸小肌之间的注射平面。
- 应用彩色多普勒识别在该筋膜平面内走行的胸肩峰动脉的胸肌支。这有助于避免损伤动脉，同时确定正确的注射平面。

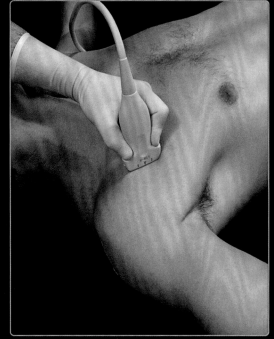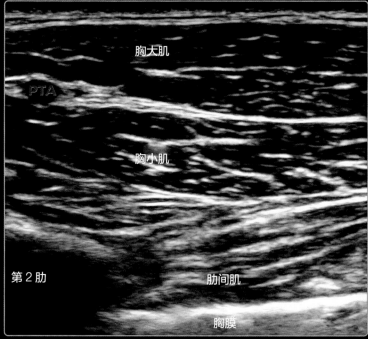

图4 PECⅠ阻滞的探头位置和超声解剖。PTA，胸肩峰动脉胸肌支

- 平面内头尾向进针，将针尖置于胸大肌和胸小肌之间。注入 1~2 ml 局麻药以确认注射位置正确。观察到两层筋膜分离后，注入 20 ml 药液完成阻滞。

注意： 当 PECⅠ作为单一方法使用时，需使用 20 ml 局麻药。但是，当 PECⅠ与 PECⅡ或与前锯肌平面阻滞联合使用时，药物容量应限制为 10 ml 以免局麻药中毒（LAST）。

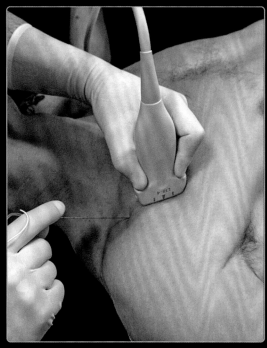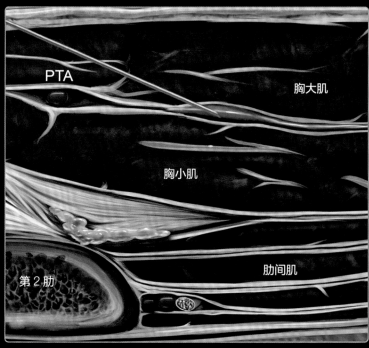

图5 PECⅠ阻滞的逆向超声解剖。平面内进针，局麻药在胸大肌和胸小肌之间扩散。PTA，胸肩峰动脉胸肌支

PEC Ⅱ 阻滞

从 PEC Ⅰ 的位置，继续向外滑动探头，辨识第 4 肋、第 5 肋以及前锯肌。

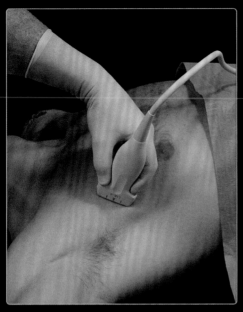
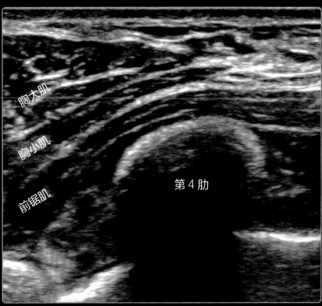

图 6　PEC Ⅱ 阻滞的探头位置和超声解剖

在两个筋膜层进行两次注射：

- **第一次注射：** 同 PEC Ⅰ。
- **第二次注射：** 在胸小肌和前锯肌之间。

平面内由前向后进针穿过胸大肌：

- 在胸大肌和胸小肌之间注射 10 ml 局麻药（PEC Ⅰ）。
- 继续进针，在胸小肌和前锯肌之间的平面注射 15 ~ 20 ml 局麻药（PEC Ⅱ）。

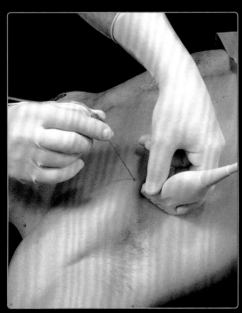
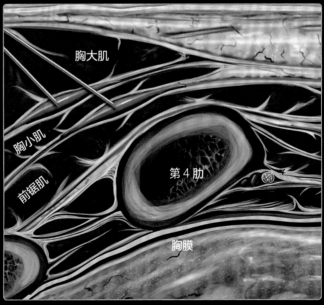

图 7　PEC Ⅱ 阻滞的逆向超声解剖。平面内进针，局麻药在①胸大肌和胸小肌之间（PEC Ⅰ）和②胸小肌和前锯肌之间扩散

前锯肌平面阻滞

- 将探头横置于胸壁外上方的腋中线上。

- 向后滑动探头，直到在第 4 和第 5 肋水平的前锯肌浅表处识别背阔肌。

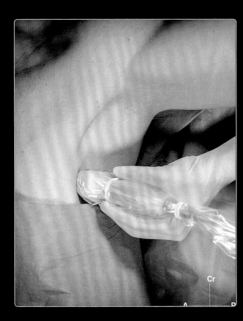 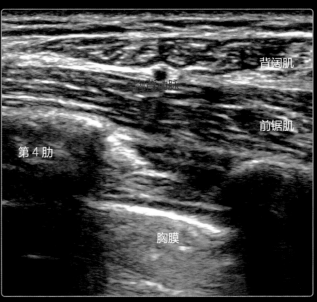

图 8　前锯肌平面阻滞的探头位置和超声解剖

- 沿前 – 上至后 – 下方向平面内进针。

  可采用其中一种注射方法：

  - **注射于前锯肌浅层。**

  - **注射于前锯肌深层。**

- 注射 1~2 ml 局麻药以确认针尖位置，然后在肌肉之间的筋膜平面内注射 20 ml 局麻药以完成阻滞。

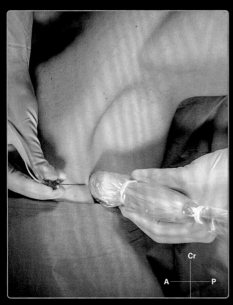 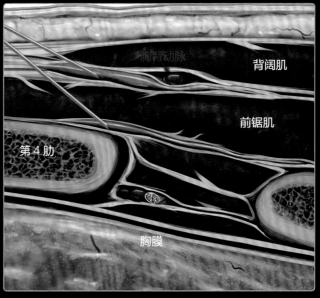

图 9　前锯肌平面阻滞的逆向超声解剖。平面内进针，可按照方案 1（背阔肌和前锯肌之间）或方案 2
（前锯肌下方）注射局麻药

▶▶ 局麻药选择

PEC I-II 阻滞被认为是胸部筋膜平面阻滞技术。阻滞成功与否取决于局麻药注射容量和在肌肉之间的分布。通常使用长效局麻药，如 0.25% 布比卡因或罗哌卡因，剂量为 0.15~0.2 ml/kg。

推荐局麻药容量

- **PEC I 阻滞：** 10 ml。
- **PEC II 阻滞：** 注射点 1 注药 10 ml，注射点 2 注药 20 ml。

    为了延长感觉阻滞的持续时间，布比卡因可与 Exparel® （布比卡因脂质体）混合使用。推荐剂量如下：

<table>
<tr><th colspan="4">PEC 阻滞的局麻药选择</th></tr>
<tr><th>适应证</th><th>阻滞类型</th><th>局麻药</th><th>容量</th></tr>
<tr><td>乳房手术、锁骨和肩锁部位手术的镇痛</td><td>PEC I</td><td>0.25% 布比卡因或 0.2%~0.3% 罗哌卡因</td><td>10~20 ml</td></tr>
<tr><td>乳房扩大切除手术、胸壁手术、前哨淋巴结切除术</td><td>PEC II</td><td>0.25% 布比卡因或 0.2%~0.3% 罗哌卡因</td><td>10~20 ml</td></tr>
<tr><td>镇痛时间延长至 24 h 以上</td><td>PEC I 或 PEC II</td><td>20 ml 布比卡因脂质体 + 10 ml 0.25% 盐酸布比卡因的混合液</td><td>10 ml 混合液用于 PEC I 或 20 ml 用于 PEC II</td></tr>
</table>

▶▶ 要点与流程

- 使用彩色多普勒来确定胸肩峰动脉和胸背动脉的位置，这些动脉可能位于目标筋膜平面的穿刺路径上。注药前一定要回吸。
- 在目标筋膜平面进行注射可使肌肉筋膜之间水分离。
- 如果要进行两种 PEC 阻滞，首先进行 PEC II 可能更容易，因为它是更深层的阻滞。
- 为了更容易确定注射平面，可从 PEC I 位置（第 2 肋）开始数肋骨，直到 PEC II（第 4 肋）和前锯肌（第 5 肋）。

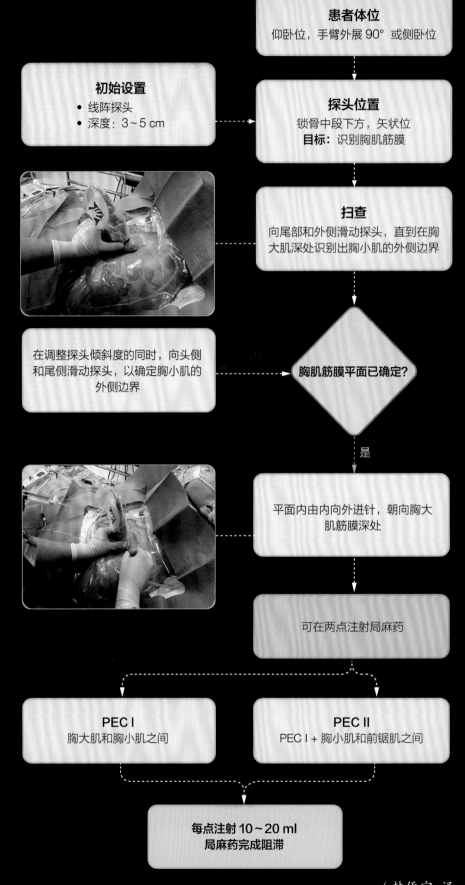

患者体位
仰卧位，手臂外展 90° 或侧卧位

初始设置
- 线阵探头
- 深度：3~5 cm

探头位置
锁骨中段下方，矢状位
目标：识别胸肌筋膜

扫查
向尾部和外侧滑动探头，直到在胸大肌深处识别出胸小肌的外侧边界

在调整探头倾斜度的同时，向头侧和尾侧滑动探头，以确定胸小肌的外侧边界

胸肌筋膜平面已确定？

是

平面内由内向外进针，朝向胸大肌筋膜深处

可在两点注射局麻药

PEC I
胸大肌和胸小肌之间

PEC II
PEC I + 胸小肌和前锯肌之间

每点注射 10~20 ml
局麻药完成阻滞

（韩侨宇 译　张庆芬 审校）

▶▶ 参考文献

- Biswas A, Castanov V, Li Z, Perlas A, Kruisselbrink R, Agur A, Chan V: Serratus plane block: A cadaveric study to evaluate optimal injectate spread. Reg Anesth Pain Med 2018; 43: 854–858.

- Blanco R: The "pecs block" : a novel technique for providing analgesia after breast surgery. Anaesthesia 2011; 66: 847–848.

- Blanco R, Parras T, McDonnell JG, Prats-Galino A: Serratus plane block: A novel ultrasound-guided thoracic wall nerve block. Anaesthesia 2013; 68: 1107–1113.

- Chin KJ, Pawa A, Forero M, Adhikary S: Ultrasound-guided fascial plane blocks of the thorax: Pectoral I and II, serratus anterior plane, and erector spinae plane blocks. Adv Anesth 2019; 37: 187–205.

- Chong M, Berbenetz N, Kumar K, Lin C: The serratus plane block for postoperative analgesia in breast and thoracic surgery: A systematic review and meta-analysis. Reg Anesth Pain Med 2019; 44: 1066–1074.

- Franco CD, Inozemtsev K: Refining a great idea: The consolidation of PECS I, PECS II and serratus blocks into a single thoracic fascial plane block, the SAP block. Reg Anesth Pain Med 2019 doi: 10.1136/rapm-2019-101042.

- Fujii T, Shibata Y, Akane A, Aoki W, Sekiguchi A, Takahashi K, Matsui S, Nishiwaki K: A randomised controlled trial of pectoral nerve-2 (PECS 2) block vs. serratus plane block for chronic pain after mastectomy. Anaesthesia 2019; 74: 1558–1562.

- Fuzier R, Despres C: Serratus plane block: New insights but still many questions. Reg Anesth Pain Med 2018; 43: 2018.

- George RM, Wilson SH: Serratus plane blocks: Not quite plane and simple. Reg Anesth Pain Med 2019; 44: 530–531.

- Grape S, Jaunin E, El-Boghdadly K, Chan V, Albrecht E: Analgesic efficacy of PECS and serratus plane blocks after breast surgery: A systematic review, meta-analysis and trial sequential analysis. J Clin Anesth 2020; 63.

- Iwamoto W, Ueshima H, Otake H: Serratus plane block for a contraction of the latissimus dorsi muscle. Reg Anesth Pain Med 2016; 23: 471–473.

- Jack JM, McLellan E, Versyck B, Englesakis MF, Chin KJ: The role of serratus anterior plane and pectoral nerves blocks in cardiac surgery, thoracic surgery and trauma: a qualitative systematic review. Anaesthesia 2020; Feb 16: 1–14.

- Kim DH, Oh YJ, Lee JG, Ha D, Chang YJ, Kwak HJ: Efficacy of ultrasound-guided serratus plane block on postoperative quality of recovery and analgesia after video-assisted thoracic surgery: A randomized, triple-blind, placebo-controlled study. Anesth Analg 2018; 126: 1353–1361.

- Kim DH, Oh YJ, Lee JG, Ha D, Chang YJ, Kwak HJ. Efficacy of Ultrasound-Guided Serratus Plane Block on Postoperative Quality of Recovery and Analgesia After Video-Assisted Thoracic Surgery: A Randomized, Triple-Blind, Placebo-Controlled Study. Anesth Analg. 2018; 126(4): 1353–1361.

- Kunigo T, Murouchi T, Yamamoto S, Yamakage M: Injection volume and anesthetic effect in serratus plane block. Reg Anesth Pain Med 2017; 42: 737–740.

- Miller B, Pawa A, Mariano E: Problem with the pecs II block: the long thoracic nerve is collateral damage. Reg Anesth Pain Med 2019; Apr 16.

- Mayes J, Davison E, Panahi P, Patten D, Eljelani F, Womack J, Varma M: An anatomical evaluation of the serratus anterior plane block. Anaesthesia 2016; 71: 1064–1069.

- Park MH, Kim JA, Ahn HJ, Yang MK, Son HJ, Seong BG: A randomised trial of serratus anterior plane block for analgesia after thoracoscopic surgery. Anaesthesia 2018; 73: 1260–1264.

- Purcell N, Wu D: Novel use of the PECS II block for upper limb fistula surgery. Anaesthesia 2014; 69: 1294.

- Tighe SQM, Karmakar MK: Serratus plane block: do we need to learn another technique for thoracic wall blockade? Anaesthesia 2013; 68: 1099–1103.

- Versyck B, Geffen GJ van, Chin KJ: Analgesic efficacy of the pecs II block: a systematic review and meta-analysis. Anaesthesia 2019; 74: 663–673.

- Yao Y, Li J, Hu H, Xu T, Chen Y. Ultrasound-guided serratus plane block enhances pain relief and quality of recovery after breast cancer surgery: A randomised controlled trial. Eur J Anaesthesiol. 2019; 36(6): 436–441.

- Hadzic's Peripheral Nerve Blocks and Anatomy for Ultrasound-Guided Regional Anesthesia, 3rd Edition. McGrawHill, New York, NY 2021. ISBN 978-0071717595.

- Hadzic's Textbook of Regional Anesthesia and Acute Pain Management, 2nd Edition. McGrawHill, New York, NY 2017. ISBN 978-0071717595.

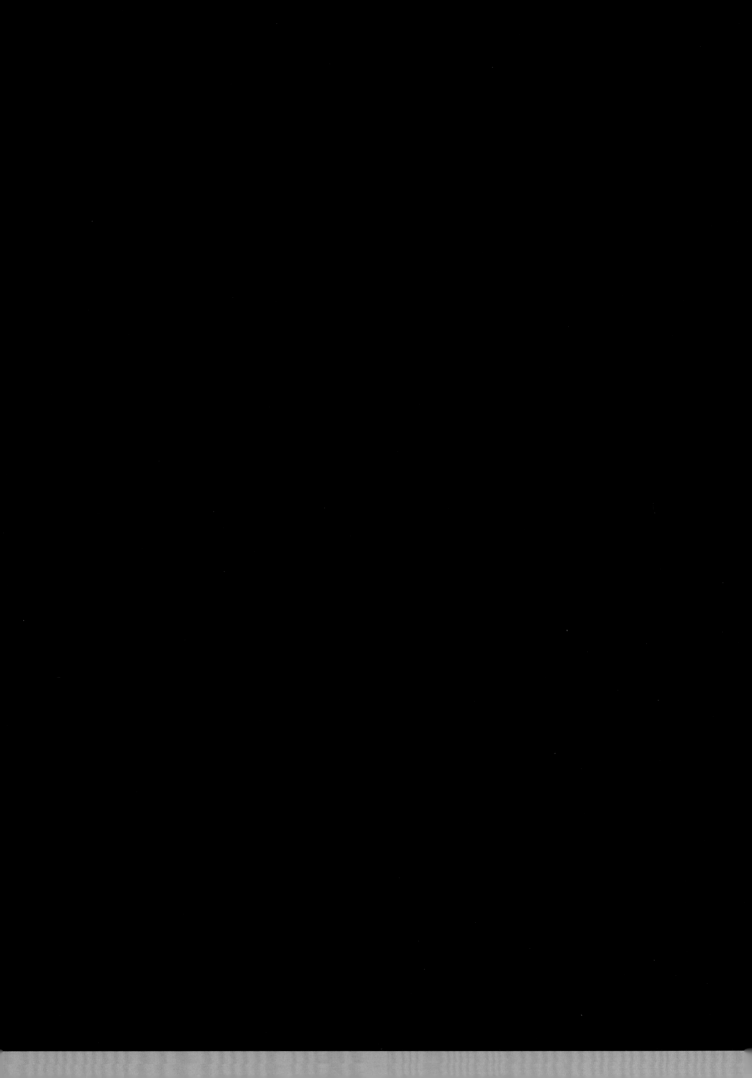

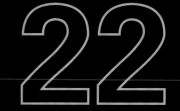

22 椎旁神经阻滞

▶▶ 要点速览

适应证： 乳房手术、开胸术、肋骨骨折以及涉及胸壁和上腹壁手术的镇痛。

目标： 在椎旁间隙注射局麻药。

患者体位： 通常在患者坐位时进行。也可以让患者采取俯卧位或侧卧位，阻滞侧朝上。

体表标志： 探头旁矢状位放置，距离中线约 3 cm，以识别横突。

 线阵　　 **21~22** 号 **8~10** cm

 每节段 **4~5** ml

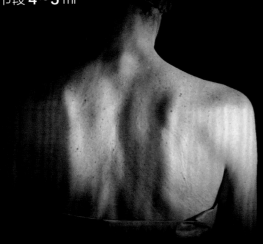

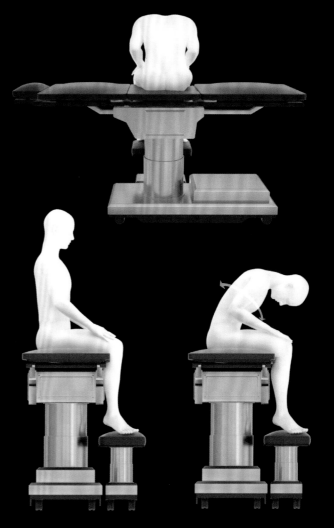

▶▶ 解剖

椎旁间隙（paravertebral space，PVS）是肋骨头、颈之间的一个楔形区域，包含胸段脊神经和交感干。其后壁由肋横突上韧带构成，前外侧壁由壁胸膜和胸内筋膜构成。内侧壁由椎体和椎间盘外侧构成。PVS 内侧通过椎间孔与硬膜外腔相通，椎间孔在肋骨头颈部的下方和上方。因此，向 PVS 注射局麻药经常会导致单侧（有时双侧）硬膜外麻醉。胸 PVS 的头侧界限并不明确，尾侧界限则位于 L1 水平腰大肌起始处。PVS 向外与肋间隙相通，导致局麻药向肋间沟扩散，从而阻滞肋间神经，这是椎旁神经阻滞作用机制的一部分。

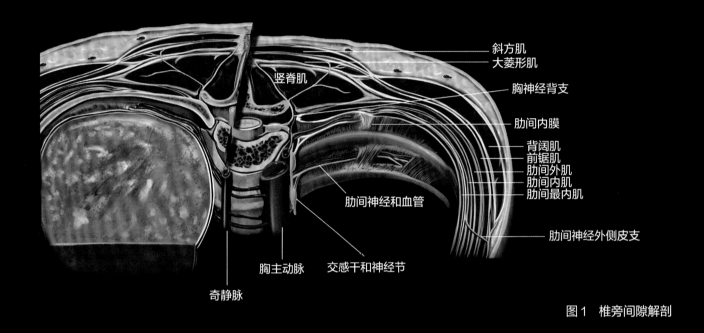

图 1　椎旁间隙解剖

▶▶ 阻滞范围

椎旁神经阻滞（paravertebral block，PVB）通过局麻药对椎旁间隙内躯体神经和交感神经的直接作用，以及向外至肋间隙、向内至硬膜外间隙的阻滞作用，产生同侧躯体神经和交感神经阻滞。其中，硬膜外扩散对皮节阻滞范围的总体影响尚不明确。虽然注射时会向注射部位的头侧和尾侧扩散，但一次注射大容量局麻药后的皮区阻滞分布情况各不相同。因此，与单次大容量注射相比，在几个连续的胸椎水平采用小容量（3～4 ml）局麻药的多点注射技术更为可取。当需要对同侧多个胸椎皮节进行阻滞时，这一点尤为重要，例如在胸椎旁麻醉下行乳房手术。实施单点椎旁阻滞后，约有 10% 的患者会在注射部位附近出现对侧节段阻滞，这可能是由于硬膜外或椎前扩散所致。

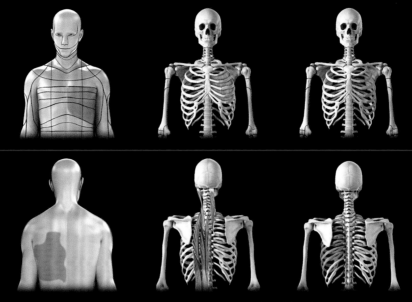

图 2　椎旁阻滞后的麻醉和镇痛范围

▶▶ 阻滞技术

横斜位

　　将探头放置在目标水平棘突外侧，探头呈横斜位，与肋骨走向平行。超声图像中，横突和肋骨为高回声结构，其下方为声影。

　　确认横突和肋骨后，将探头稍稍向肋间隙尾侧移动，以确定横突尖端和胸膜的高回声线。通过轻微调整，可观察到高回声的肋间内膜将胸 PVS 和邻近的肋间隙分开，表现为楔形低回声结构。

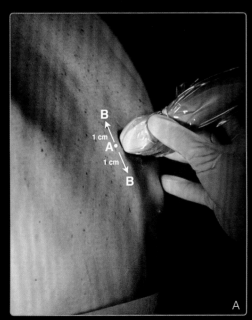

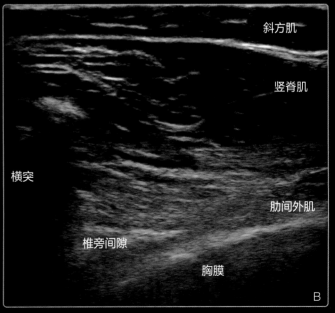

图 3　（A）与肋骨平行横斜位放置探头的初始位置以及相应的超声解剖。（B）超声探头横斜位放置于肋间隙时相应的椎旁间隙超声解剖

平面内由外向内朝向 PVS 平面内进针，仔细回吸无血后，注入 1~2 ml 局麻药。该技术的目标是将局麻药注射到肋间内膜下方，超声下可见胸膜下压，表明局麻药注射位置正确。

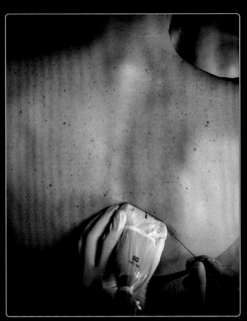
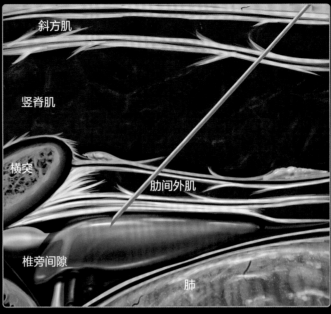

图 4　探头横斜位放置时，椎旁阻滞逆向超声解剖图

矢状位

将探头矢状位放置在目标水平中线外侧 5~10 cm 处，识别圆形肋骨及其下方的壁胸膜。然后将探头逐渐向中线滑动，直到出现位置更深的方形结构，即横突。探头偏中线会显示椎板结构，此时将探头稍向外侧移动以显示横突。确定横突后，将探头稍向外侧倾斜，以便清晰地观察到高回声胸膜和肋横突韧带。

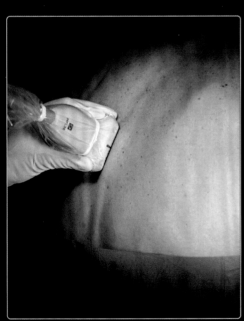
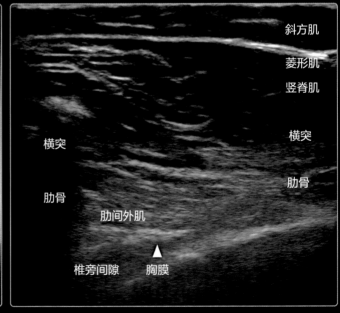

图 5　超声探头矢状位放置行椎旁阻滞及相应的超声解剖

由尾侧向头侧平面内或平面外进针，目标为肋横突韧带和胸膜之间的椎旁间隙。在平面外法中，若针尖触及横突，则调整进针方向避开横突，继续进针 1~1.5 cm，注入局麻药。这两种方法的目标都是观察胸膜是否下压。通过头尾方向扫描，可以看到局麻药扩散到邻近的椎旁间隙。在其他目标椎旁间隙重复这一操作。

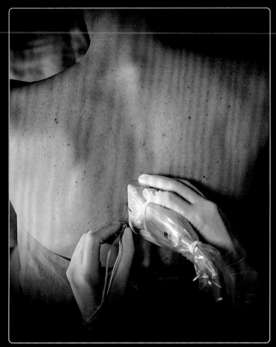
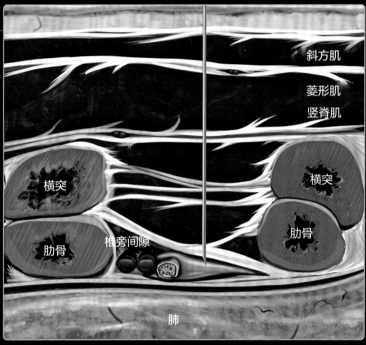

斜方肌
菱形肌
竖脊肌
横突
横突
肋骨
椎旁间隙
肋骨
肺

图 6　探头矢状位放置时，椎旁阻滞的逆向超声解剖

▶▶ 局麻药选择

<table>
<tr><td colspan="4" align="center">椎旁阻滞的局麻药选择</td></tr>
<tr><td align="center">适应证</td><td align="center">阻滞类型</td><td align="center">局麻药</td><td align="center">容量</td></tr>
<tr><td align="center">肋骨骨折、胸壁手术、带状疱疹的镇痛</td><td align="center">椎旁阻滞</td><td align="center">0.25%~0.5% 的布比卡因或罗哌卡因加入 1：300 000 肾上腺素以延长阻滞时间 也可混合使用 Exparel®</td><td align="center">4~5 ml/ 椎旁节段</td></tr>
</table>

▶▶ 要点与流程

下面提出一些建议用于降低超声引导下胸段 PVB 潜在并发症的风险：

- 对于平面内入路，进针路径全程可视对于降低穿刺针误入不必要位置（胸膜、椎管）的风险至关重要。
- 在矢状位超声引导技术中，平面外入路可能比穿刺针朝向椎管的平面内入路更安全。这种技术是经实践验证的基于表面的技术（surface-based techniques），能更精确地识别横突。
- 通过位于椎旁间隙的穿刺针置入导管，存在导管误入硬膜外或纵隔以及穿过胸膜进入胸腔的风险。
- 将 Tuohy 针尖的斜面远离胸膜，可降低穿透胸膜的风险。
- 当针尖穿透肋间内膜时，往往会有突破感，提示操作者针尖位于 PVS 中。
- 以小剂量缓慢注入局麻药（15~20 ml），避免强行高压注入，以降低双侧硬膜外扩散的风险。

患者体位

坐位、俯卧位或侧卧位，阻滞侧朝上

初始设置

- 线性探头（如果患者肥胖，则使用凸阵探头）
- 深度：4~6 cm

探头位置

横斜位或矢状位

横斜位

棘突外侧平行于肋骨
目标： 对肋间隙进行成像，识别横突尖端、胸膜高回声线、肋横突韧带和肋间内膜

矢状位

目标水平的棘突外侧
目标： 识别横突、高回声胸膜和肋横突韧带

扫查

倾斜并下压探头，使高回声的肋间内膜和下方的胸 PVS 显影更清楚（楔形低回声区域）

扫查

确定横突后，向侧面倾斜探头，以增强对高回声胸膜和肋横突韧带的显像，PVS 位于肋横突韧带和胸膜之间

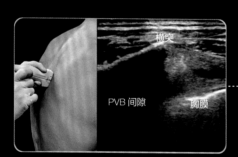

是否确定椎旁间隙?

是

采用平面内或平面外法向椎旁间隙进针

每注射 3~5 ml 局麻药，采用RAPT 法评估
R= 0.5 mA 时无运动反应
A= 回吸阴性
P= 注射压力 <15 psi
T= 注药总量（ml）

- 回吸阴性后注入 1~2 ml 局麻药
- 目标：观察到胸膜向下移动
- 必要时重新定位针尖，以达到理想的扩散效果
- 每个椎旁节段注射 4~5 ml完成阻滞

（韩侨宇 译　张庆芬 审校）

▶▶ 参考文献

- Cowie B, McGlade D, Ivanusic J, Barrington MJ: Ultrasound-guided thoracic paravertebral blockade: a cadaveric study. Anesth Analg 2010; 110: 1735-1739.

- Fagenholz PJ, Bowler GM, Carnochan FM, Walker WS. Systemic local anaesthetic toxicity from continuous thoracic paravertebral block. Br J Anaesth. 2012; 109(2): 260-262.

- Karmakar MK, Chui PT, Joynt GM, Ho AM. Thoracic paravertebral block for management of pain associated with multiple fractured ribs in patients with concomitant lumbar spinal trauma. Reg Anesth Pain Med. 2001; 26: 169-173.

- Kaur B, Tang R, Vaghadia H, Sawka A. Ultrasound-guided thoracic paravertebral block using the SonixGPS® system in human cadavers. Can J Anaesth. 2013; 60(3): 331-332.

- Kaur B, Vaghadia H, Tang R, Sawka A. Real-time thoracic paravertebral block using an ultrasound-guided positioning system. Br J Anaesth. 2013; 110(5): 852-853.

- Krediet AC, Moayeri N, van Geffen GJ, et al. Different Approaches to Ultrasound-guided Thoracic Paravertebral Block: An Illustrated Review. Anesthesiology. 2015; 123(2): 459-474.

- Lonnqvist PA, Hildingsson U. The caudal boundary of the thoracic paravertebral space. A study in human cadavers. Anaesthesia. 1992; 47(12): 1051.

- Luyet C, Eichenberger1 U, Greif1 R, et al. Ultrasound-guided paravertebral puncture and placement of catheters in human cadavers: an imaging study. Br J Anaesth. 2009; 102 (4): 534-539.

- Luyet C, Herrmann G, Ross S, Vogt A, Greif R, Moriggl B, Eichenberger U: Ultrasound-guided thoracic paravertebral puncture and placement of catheters in human cadavers. Br J Anaesth 2011; 106: 246-254.

- Mowbray A, Wong KK. Low volume intercostal injection. A comparative study in patients and cadavers. Anaesthesia. 1988; 43: 633-634.

- Mowbray A, Wong KK, Murray JM. Intercostal catheterisation. An alternative approach to the paravertebral space. Anaesthesia. 1987; 42: 958-961.

- Renes SH, Bruhn J, Gielen MJ, Scheffer GJ, van Geffen GJ: In-plane ultrasound-guided thoracic paravertebral block: a preliminary report of 36 cases with radiologic confirmation of catheter position. Reg Anesth Pain Med 2010; 35: 212-216.

- Richardson J, Lönnqvist PA, Naja Z. Bilateral thoracic paravertebral block: potential and practice. Br J Anaesth. 2011; 106(2): 164-171.

- O Riain SC, Donnell BO, Cuffe T, Harmon DC, Fraher JP, Shorten G. Thoracic paravertebral block using real-time ultrasound guidance. Anesth Analg. 2010; 110(1): 248-251.

- Taketa Y, Fujitani T. Approach affects injectate spread in ultrasound-guided thoracic paravertebral block: a cadaveric trial. Br J Anaesth. 2017; 119(2): 339-340.

- Termpornlert S, Sakura S, Aoyama Y, Wittayapairoj A, Kishimoto K, Saito Y. Distribution of injectate administered through a catheter inserted by three different approaches to ultrasound-guided thoracic paravertebral block: a prospective observational study. Reg Anesth Pain Med. 2020; 45(11): 866-871.

- Hadzic's Peripheral Nerve Blocks and Anatomy for Ultrasound-Guided Regional Anesthesia, 3rd Edition. McGrawHill, New York, NY 2021. ISBN 978-0071717595.

- Hadzic's Textbook of Regional Anesthesia and Acute Pain Management, 2nd Edition. McGrawHill, New York, NY 2017. ISBN 978-0071717595.

23

竖脊肌平面阻滞

▶▶ 要点速览

适应证： 肋骨骨折、背部和胸壁手术的镇痛。

目标： 在竖脊肌深层与横突浅层之间注射局麻药，使其头尾侧扩散至多个椎体节段。

患者体位： 患者最好采取坐位、侧卧位或俯卧位。从第 1 肋开始向下数（使用超声），确定目标椎体水平，或根据背部的骨性标志确定相应的椎体水平。

体表标志： 锁骨中点和喙突。

  线阵或凸阵　 **22 号**
5~10 cm 短斜面

 20~30 ml

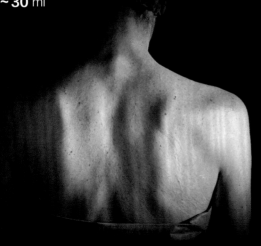

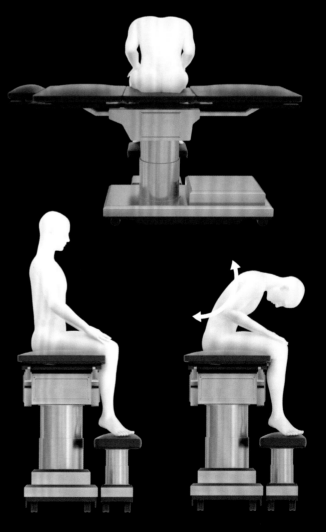

功能解剖

　　"竖脊肌"由一组肌肉组成，包括髂肋肌、最长肌和棘肌。它们覆盖双侧颅骨到骨盆和骶骨区域，从棘突到横突，一直延伸到肋骨。这些肌肉在沿脊柱走行过程中，大小和轮廓会发生变化。作为"核心"肌肉的一部分，它们的主要功能之一是保持脊柱稳定。

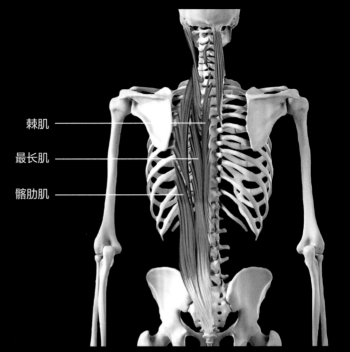

棘肌

最长肌

髂肋肌

图 1　竖脊肌

神经支配

　　胸部后上方的感觉神经支配来自第 1 颈神经（C1）至第 5 腰神经（L5）的背侧支。T1~T12 的胸段脊神经腹侧支延续为肋间神经支配前外侧胸壁和腹壁。

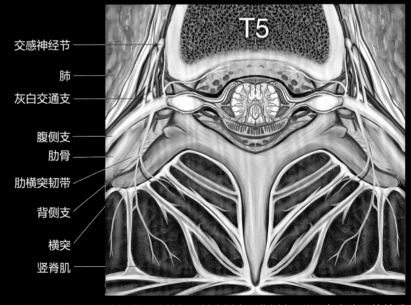

交感神经节

肺

灰白交通支

腹侧支

肋骨

肋横突韧带

背侧支

横突

竖脊肌

图 2　胸椎断层解剖，图示脊神经及其腹侧支和背侧支，以及与竖脊肌的关系

重要事实

　　竖脊肌平面阻滞（erector spinae plane block，ESPB）是最近才引入的一项技术。其作用机制尚不完全清楚。局麻药向前扩散至椎旁间隙可能是作用机制之一，向后扩散至脊神经背侧支可能是主要的作用机制。

超声解剖

将探头置于 T5 水平的旁正中矢状位，斜方肌、菱形肌和竖脊肌显示为横突浅层的纵向低回声结构，横突显示为方形高回声边缘伴后方声影。

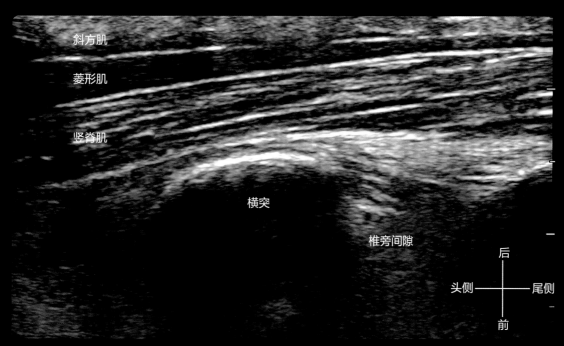

图 3　竖脊肌平面阻滞的超声图像

▶▶ 阻滞范围

镇痛范围和局麻药分布并不一致。

ESPB 后局麻药呈头尾扩散，主要到达脊神经背侧支，很少到达脊神经腹侧支和肋间。目前对于局麻药在椎旁间隙和交感神经链的分布情况存在争议。

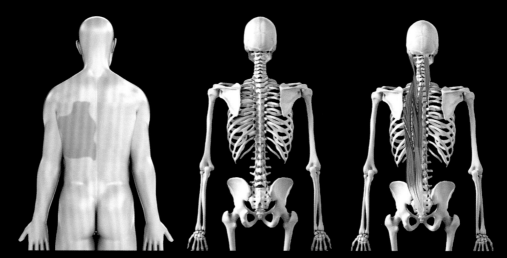

图 4　ESPB 阻滞脊神经背侧支的感觉分布范围。这些背侧支向背部皮肤和深层肌肉传递内脏运动、躯体运动和感觉信息，并接收来自以上部位的神经传导信息。由于局麻药分布的差异，阻滞效果和镇痛效果也不尽相同

扫描技术

选择要阻滞的目标（脊髓节段）横突后，将探头旁正中矢状位放置，距中线（棘突）约 2 cm，观察横突。

重要提示

在高位胸段水平（例如 T5 以上），斜方肌、菱形肌和竖脊肌为横突浅层的三层肌肉。在中胸段以下，只能看到斜方肌和竖脊肌。

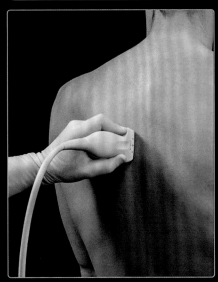 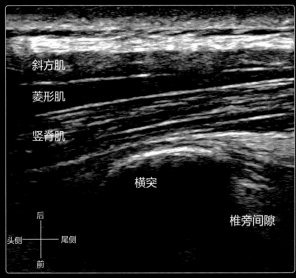

图 5　T5 水平竖脊肌阻滞的探头位置和超声图像。通常情况下，肋骨 – 横突复合体为一条扁平的方形高回声线，后方伴声影。注意，在阻滞的水平不应看到胸膜

提示

- 如果探头放置偏内侧，将会看到呈扁平高回声的胸椎椎板。纠正方法：缓慢向外侧滑动探头。
- 当探头放置偏外侧时，将会看到呈圆形声影的肋骨，肋骨之间为高回声胸膜线。纠正方法：缓慢向内侧滑动探头。

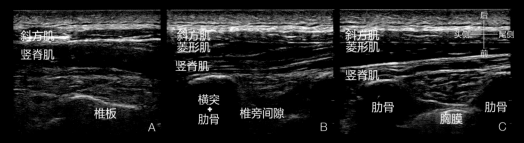

图 6　ESPB 的超声图像。A. 探头放置太偏近内侧。B. 探头位置适当。C. 探头放置太偏近外侧

操作流程

1. 平面内自头侧向尾侧进针，直至针尖接触到横突。

2. 注射 1~3 ml 局麻药，通过观察局麻药在竖脊肌深层与横突浅层之间的扩散情况来确认合适的注药平面。

3. 注射 20~30 ml 局麻药完成阻滞。

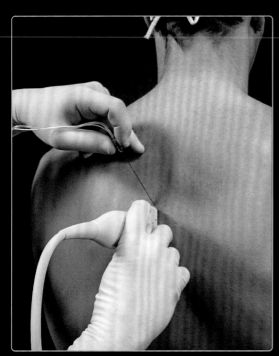
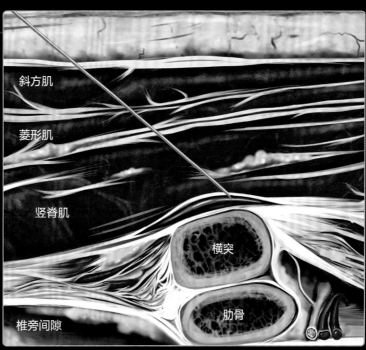

斜方肌

菱形肌

竖脊肌

椎旁间隙

横突

肋骨

图 7　平面内自头侧向尾侧进针行 ESPB 的逆向超声解剖。脊神经从椎旁间隙穿出，分出后侧支向后走行，支配后背肌肉

▶▶ 局麻药选择

　　ESPB 为筋膜平面阻滞，因此成功与否取决于肌肉和横突间注射的局麻药量。长效局麻药可用于单次阻滞或通过导管持续输注，后者效果更难以预测。

竖脊肌平面阻滞的局麻药选择			
	局麻药	浓度	容量
单次注射	罗哌卡因 布比卡因	0.375% 0.25%	20~30 ml
经导管连续输注	罗哌卡因 布比卡因	0.2%	输注方案 输注：8~10 ml/h （PCRA）团注：5 ml 锁定间隔：60 min

- 高频线阵探头可用于胸段，而低频凸阵探头更适于腰段或肥胖患者，因为这些患者的竖脊肌层更深（大于 4 cm）。

- 在布比卡因中加入 1 : 300 000 肾上腺素，可将阻滞时间延长 30%。

- 操作过程中，看到胸膜显像时，说明探头放置偏外侧。向内侧滑动探头，直至找到横突且胸膜消失。

- 请记住：ESPB 是筋膜平面阻滞技术，成功与否取决于阻滞药量。

- 注意局麻药总剂量，牢记局麻药全身中毒的风险。

- 如果采用连续阻滞技术，首先要注射 5 ml 局麻药，扩出空间，然后才能置入导管。

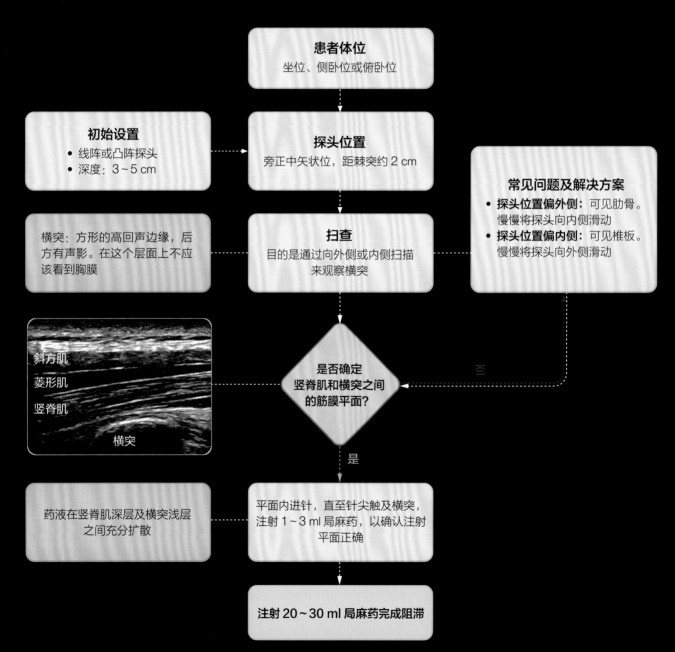

患者体位
坐位、侧卧位或俯卧位

初始设置
- 线阵或凸阵探头
- 深度：3~5 cm

探头位置
旁正中矢状位，距棘突约 2 cm

常见问题及解决方案
- 探头位置偏外侧：可见肋骨。慢慢将探头向内侧滑动
- 探头位置偏内侧：可见椎板。慢慢将探头向外侧滑动

横突：方形的高回声边缘，后方有声影。在这个层面上不应该看到胸膜

扫查
目的是通过向外侧或内侧扫描来观察横突

斜方肌
菱形肌
竖脊肌
横突

是否确定
竖脊肌和横突之间
的筋膜平面？

否

是

药液在竖脊肌深层及横突浅层之间充分扩散

平面内进针，直至针尖触及横突，注射 1~3 ml 局麻药，以确认注射平面正确

注射 20~30 ml 局麻药完成阻滞

（韩侨宇 译　张庆芬 审校）

▶▶ 参考文献

- Altıparmak B, Korkmaz Toker M, Uysal Ai, Turan M, Demirbilek SG: Comparison of the effects of modified pectoral nerve block and erector spinae plane block on postoperative opioid consumption and pain scores of patients after radical mastectomy surgery: A prospective, randomized, controlled trial. J Clin Anesth 2019; 54: 61-65

- Aponte A, Sala-Blanch X, Prats-Galino A, Masdeu J, Moreno LA, Sermeus LA: Anatomical evaluation of the extent of spread in the erector spinae plane block: A cadaveric study. Can J Anesth 2019; 66: 886-893.

- Bonvicini D, Tagliapietra L, Giacomazzi A, Pizzirani E: Bilateral ultrasound-guided erector spinae plane blocks in breast cancer and reconstruction surgery. J Clin Anesth 2018; 44: 3-4.

- Chen N, Qiao Q, Chen R, Xu Q, Zhang Y, Tian Y: The effect of ultrasound-guided intercostal nerve block, single-injection erector spinae plane block and multiple-injection paravertebral block on postoperative analgesia in thoracoscopic surgery: A randomized, double-blinded, clinical trial. J Clin Anesth 2019; 59: 106-111.

- Chin KJ, Adhikary S, Sarwani N, Forero M: The analgesic efficacy of pre-operative bilateral erector spinae plane (ESP) blocks in patients having ventral hernia repair. Anaesthesia 2017; 72: 452-460.

- Chin KJ, Barrington MJ. Erector Spinae Block: A Magic Bullet for Postoperative Analgesia?. Anesth Analg. 2019; 129(1): 8-9.

- Costache I, Pawa A, Abdallah FW: Paravertebral by proxy - time to redefine the paravertebral block. Anaesthesia 2018; 73: 1185-1188.

- Evans HT, Leslie GJ, Rutka O, Keevil E, Burckett-St Laurent D: Bilateral erector spinae plane block for surgery on the posterior aspect of the neck. Anesth Analg 2019; 12: 356-358.

- Fiorelli S, Leopizzi G, Saltelli G, Andreetti C, Fiorelli A, Peritore V, Rocco M, Massullo D: Bilateral ultrasound-guided erector spinae plane block for postoperative pain management in surgical repair of pectus excavatum via Ravitch technique. J Clin Anesth 2019; 56: 28-29.

- Forero M, Adhikary SD, Lopez H, Tsui C, Chin KJ: The erector spinae plane block: A novel analgesic technique in thoracic neuropathic pain. Reg Anesth Pain Med 2016; 41: 621-627.

- Greenhalgh K, Womack J, Marcangelo S: Injectate spread in erector spinae plane block. Anaesthesia 2018; 74: 126-127.

- Gürkan Y, Aksu C, Kuş A, Yörükoğlu UH: Erector spinae plane block and thoracic paravertebral block for breast surgery compared to IV-morphine: A randomized controlled trial. J Clin Anesth 2019; 59: 84-88.

- Hruschka J, Arndt CD. Transverse approach to the erector spinae block. Reg Anesth Pain Med. 2019; 44(3): 422-423.

- Ivanusic J, Konishi Y, Barrington MJ: A cadaveric study investigating the mechanism of action of erector spinae blockade. Reg Anesth Pain Med 2018; 43: 567-571;

- Kimachi PP, Martins EG, Peng P, Forero M: The erector spinae plane block provides complete surgical anesthesia in breast surgery. Anesth Analg 2018; 11: 1.

- Krishna SN, Chauhan S, Bhoi D, Kaushal B, Hasija S, Sangdup T, Bisoi AK: Bilateral erector spinae plane block for acute post-surgical pain in adult cardiac surgical patients: A randomized controlled trial. J Cardiothorac Vasc Anesth 2018; 33: 368-375.

- Muñoz F, Mendiola WE, Bonilla AJ, Cubillos J, Moreno DA, Chin KJ: Continuous erector spinae plane (ESP) block for postoperative analgesia after minimally invasive mitral valve surgery. J Cardiothorac Vasc Anesth 2018; 32: 2271-2274.

- Tulgar S, Kapakli MS, Senturk O, Selvi O, Serifsoy TE, Ozer Z: Evaluation of ultrasound-guided erector spinae plane block for postoperative analgesia in laparoscopic cholecystectomy: A prospective, randomized, controlled clinical trial. J Clin Anesth 2018; 49: 101-106.

- Tulgar S, Selvi O, Senturk O, Ermis MN, Cubuk R, Ozer Z: Clinical experiences of ultrasound-guided lumbar erector spinae plane block for hip joint and proximal femur surgeries. J Clin Anesth 2018; 47: 5-6.

- Yang H, Choi YJ, Kwon H, Cho TH, Kim SH: Comparison of injectate spread and nerve involvement between retrolaminar and erector spinae plane blocks in the thoracic region: A cadaveric study. Anaesthesia 2018; 73: 1244-1250.

- Hadzic's Peripheral Nerve Blocks and Anatomy for Ultrasound-Guided Regional Anesthesia, 3rd Edition. McGrawHill, New York, NY 2021. ISBN 978-0071717595.

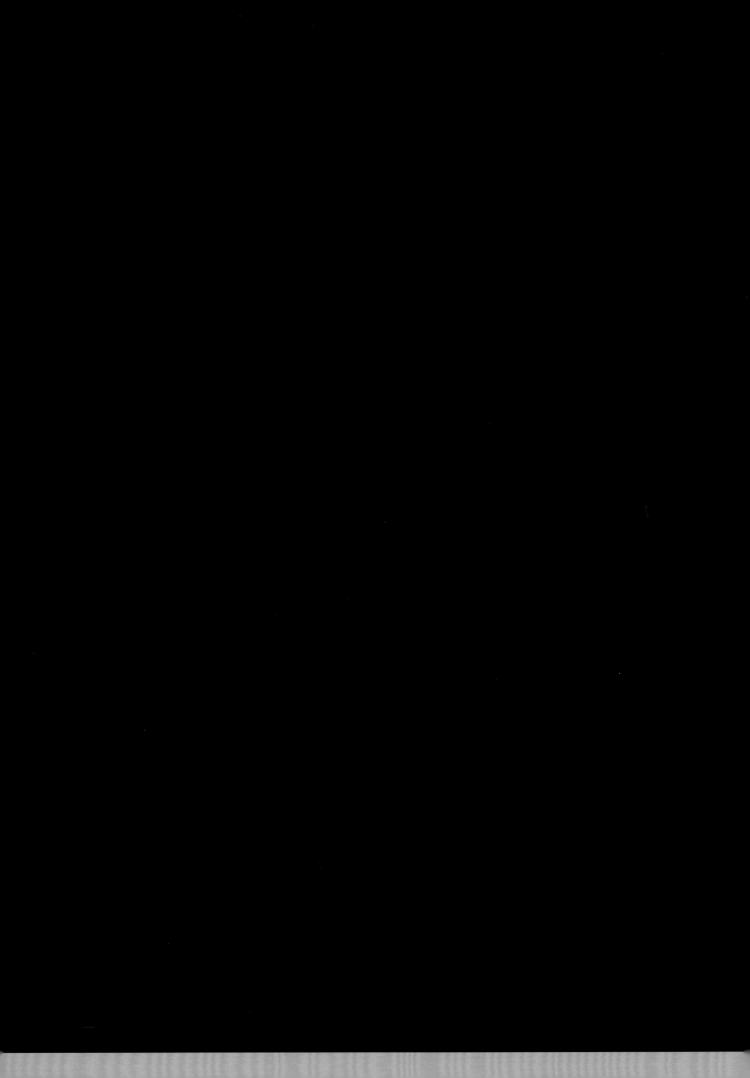

腹横肌平面阻滞

▶▶ 要点速览

适应证： 用于腹壁及壁腹膜镇痛。

目标： 局麻药在腹横肌平面（transversus abdominis plane，TAP）内扩散（腹内斜肌和腹横肌之间的平面）。

患者体位：

- **外侧入路和肋缘下入路 TAP 阻滞：** 仰卧位。
- **后路 TAP 阻滞：** 侧卧位。

体表标志：

- **肋缘下 TAP 阻滞：** 肋缘和剑突。
- **外侧入路和后路 TAP 阻滞：** 髂嵴和腋中线。
- **髂腹下 / 髂腹股沟阻滞：** 髂前上棘和脐。

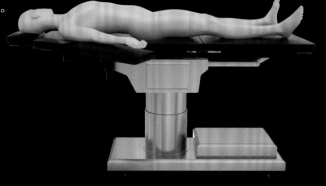

线阵或凸阵（大体重患者）　22 号 5~10 cm

15~30 ml

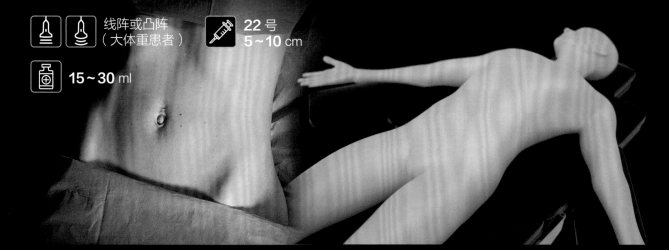

腹壁肌肉

前外侧腹壁有 4 组成对肌肉：

- 腹直肌（rectus abdominis，RA）
- 腹横肌（transversus abdominis，TA）
- 腹内斜肌（internal oblique，IO）
- 腹外斜肌（external oblique，EO）

腹外斜肌、腹内斜肌和腹横肌呈同心层样分布，而腹直肌是成对的纵向肌肉，位于中线，由腹白线分隔。

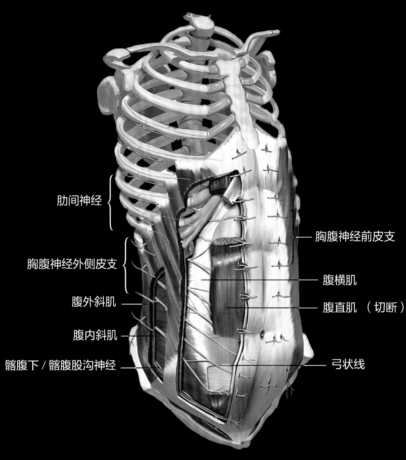

图 1　腹壁肌肉和神经支配

神经支配

- 腹壁由胸腹神经（来自 T6~T12）和髂腹下 / 髂腹股沟神经（来自 L1）支配。
- 出椎旁间隙后，脊神经**腹侧支**（肋间神经）沿肋间隙向前，经腹横肌和腹内斜肌之间的平面进入腹壁，这个平面就是腹横肌平面。
- 这些腹侧支在腋中线水平发出支配腹壁外侧的**外侧皮支**，在穿过腹直肌鞘后壁时发出支配腹壁前内侧的**前皮支**。

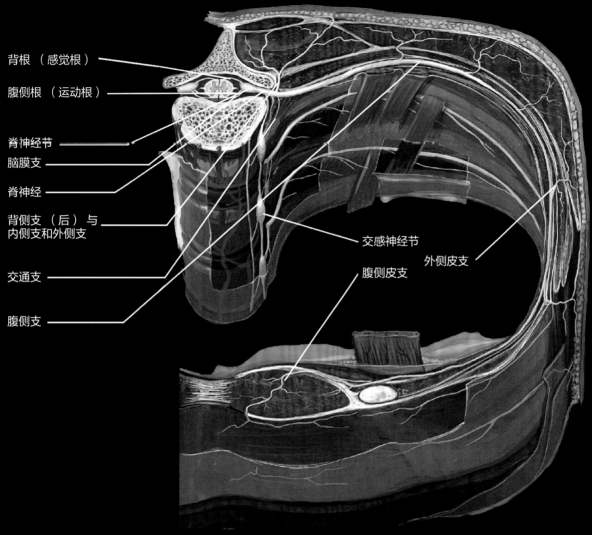

背根 （感觉根）

腹侧根 （运动根）

脊神经节

脑膜支

脊神经

背侧支 （后）与
内侧支和外侧支

交通支

腹侧支

交感神经节

腹侧皮支

外侧皮支

图 2　脊神经在胸段和腰段的构成和分布

重要提示

- T6～T9 节段神经在腋前线内侧进入腹横肌平面。
- 其他神经在更外侧的位置逐渐进入腹横肌平面——这也就导致不同入路 TAP 阻滞的预期阻滞范围不同。

▶▶ 阻滞范围

躯体镇痛范围取决于注射部位和局麻药物容量：

- **肋缘下 TAP 阻滞：**上象限（T6～T7 至 T9～T10）同侧前腹壁。通常不覆盖腋前线外侧皮肤。
- **外侧入路 TAP 阻滞：**下象限（T10～T12）同侧前腹壁。腋前线外侧皮肤和 L1 区域不能总是被覆盖。
- **后路 TAP 阻滞：**（T9～T12）前腹壁，也可能覆盖肋缘至髂嵴之间的外侧腹壁。
- **髂腹下和髂腹股沟阻滞（前路 TAP）：**（L1）腹股沟区域皮肤。该阻滞不能缓解内脏痛。

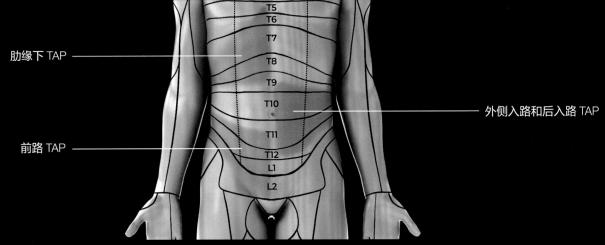

肋缘下 TAP ——————

外侧入路和后入路 TAP

前路 TAP ——————

图 3　不同入路 TAP 阻滞的理想感觉阻滞范围

▶▶ 阻滞技术

肋缘下 TAP 阻滞

超声探头放置于剑突外侧，沿肋缘下扫描。

辨识腹直肌（RA）鞘和腹横肌（TA）之间的筋膜平面。

> **提示**
>
> 向外侧滑动超声探头有助于辨识腹内斜肌和腹横肌之间的筋膜平面（可能的注射部位 2）。

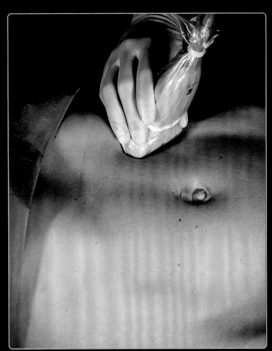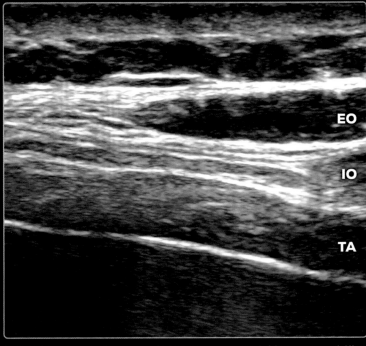

图 4　肋缘下 TAP 阻滞探头位置及超声图像。EO，腹外斜肌；IO，腹内斜肌；TA，腹横肌

注射给药的部位是：

- 腹直肌和腹横肌之间。
- 腹内斜肌和腹横肌之间。

  建议局麻药容量为 15~20 ml（0.2~0.3 ml/kg）。

> **提示**
>
> 若要覆盖 T6~T8 节段，注射部位应位于腹直肌和腹横肌之间。

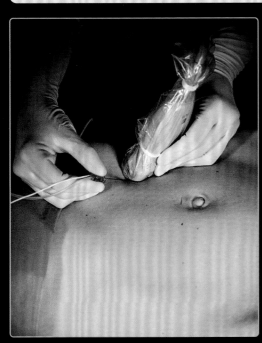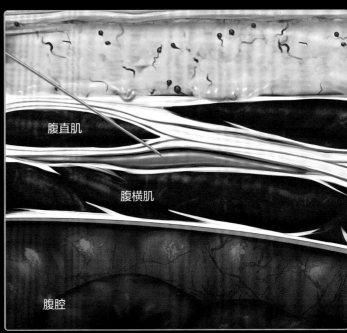

图 5　肋缘下 TAP 阻滞的逆向超声解剖。由内向外平面内进针，局麻药（蓝色）在腹横肌和腹直肌之间扩散

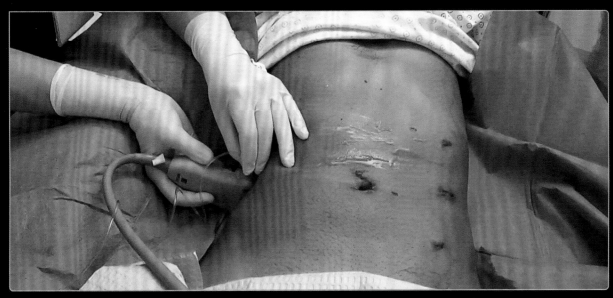

图 6　肋缘下 TAP 阻滞平面内进针

外侧入路 TAP 阻滞

将超声探头横置于腋中线上肋缘和髂嵴连线的中点，可观察到 3 层腹壁肌肉：腹外斜肌、腹内斜肌和腹横肌。

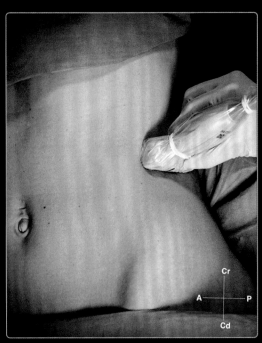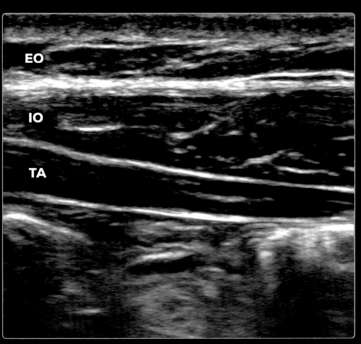

图 7　外侧入路 TAP 阻滞的探头位置和超声图像。EO，腹外斜肌；IO，腹内斜肌；TA，腹横肌。
A，前；P，后；Cr，头侧；Cd，尾侧

从前向后平面内进针，针尖进入腹内斜肌和腹横肌之间的筋膜平面。联合手术部位附近另一点 TAP 注药时，局麻药容量为 15～20 ml。

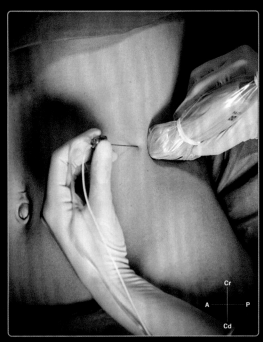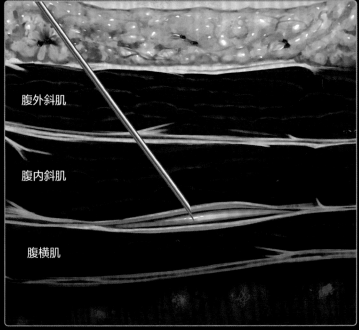

图 8　外侧入路 TAP 阻滞的逆向超声解剖。平面内进针，局麻药液在腹横肌和腹内斜肌之间扩散。
A，前；P，后；Cr，头侧；Cd，尾侧

后路 TAP 阻滞

行后路 TAP 阻滞时，注药位置为 TAP 最后方（终点），该位置紧邻腰方肌。患者侧卧位，超声探头置于腋中线，沿腹内斜肌和腹横肌之间的平面向后扫描至肌肉相交处。

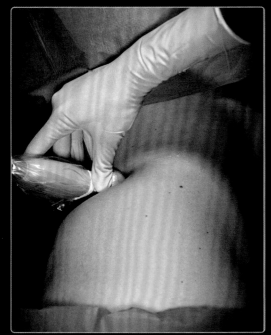
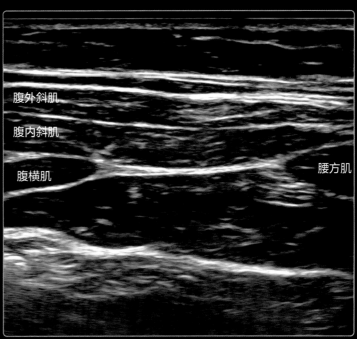

图 9　后路 TAP 阻滞的探头位置及超声图像

在腋中线向后进针，直至针尖到达 TAP 终点。

注射 15~20 ml 局麻药，并联合手术部位附近另一点 TAP 注药。

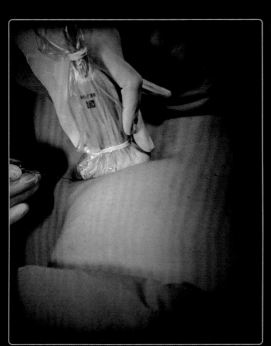
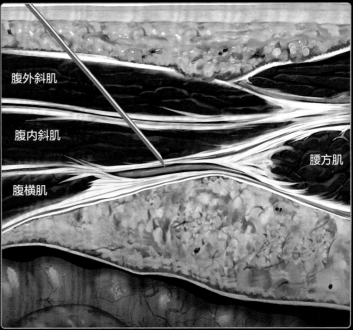

图 10　后路 TAP 阻滞的逆向超声解剖。从前向后平面内进针，局麻药在腹横肌和腹内斜肌之间扩散

髂腹下/髂腹股沟阻滞（前路 TAP）

超声探头斜向放置，探头一端位于髂前上棘（anterior superior iliac spine，ASIS）上，另一端指向脐部。探头加压并向尾侧倾斜，辨识前腹壁的 3 层肌肉：腹外斜肌、腹内斜肌、腹横肌。

> **重要提示**
>
> 如果只看到两块肌肉（腹内斜肌和腹横肌），神经要么位于腹横肌平面，要么已经穿过腹内斜肌到达其表面——**在这里注药会导致阻滞不全**。调整探头位置，直至看到三层腹壁肌肉。

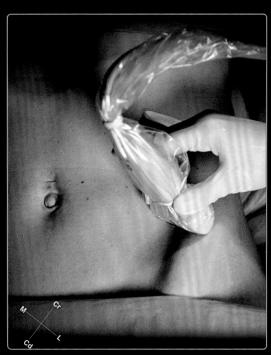 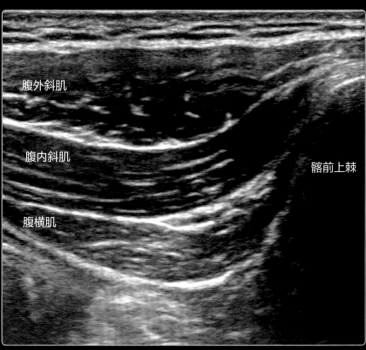

图 11　前路 TAP 阻滞（髂腹下 / 髂腹股沟阻滞）的探头位置及超声图像。M，内侧；L，外侧；Cr，头侧；Cd，尾侧

> **提示**
>
> - 注意避开旋内动脉。
> - 对于比较瘦的患者，平面外入路可能更好，因为平面内入路可能会被髂前上棘挡住。
> - 对于体型较大的患者，凸阵探头可能更合适。

由内向外平面内进针，直至针尖到达腹内斜肌和腹横肌之间，建议至少用 15~20 ml 局麻药进行阻滞。

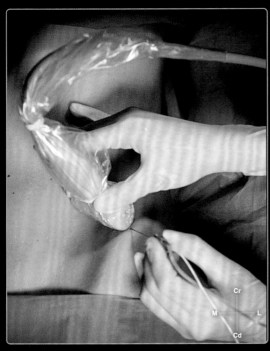 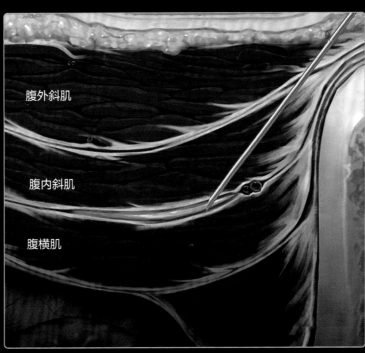

图 12　前入路 TAP 阻滞的逆向超声解剖。由外向内平面内进针，局麻药（蓝色）在腹横肌和腹内斜肌之间扩散。M，内侧；L，外侧；Cr，头侧；Cd，尾侧

▶▶ 局麻药选择

TAP 阻滞为腹部筋膜平面阻滞；因此，阻滞成功与否取决于肌筋膜间药物容量。通常使用长效局麻药，例如 0.25% 布比卡因或罗哌卡因，用量为 0.2~0.3 ml/kg。

为了延长感觉阻滞时间，布比卡因可与 Exparel（布比卡因脂质体）混合使用。

TAP 阻滞的局麻药选择			
适应证	阻滞方式	局麻药	容量
腹壁皮肤、肌肉及壁腹膜镇痛	肋缘下、外侧入路、后路或前路 TAP 阻滞	0.25% 布比卡因或 0.25% 罗哌卡因	15~20 ml
延长镇痛时间至 24 h 以上	肋缘下、外侧入路、后路或前路 TAP 阻滞	布比卡因脂质体 20 ml+0.25% 盐酸布比卡因 10 ml 混合液	每个注射点 15~20 ml

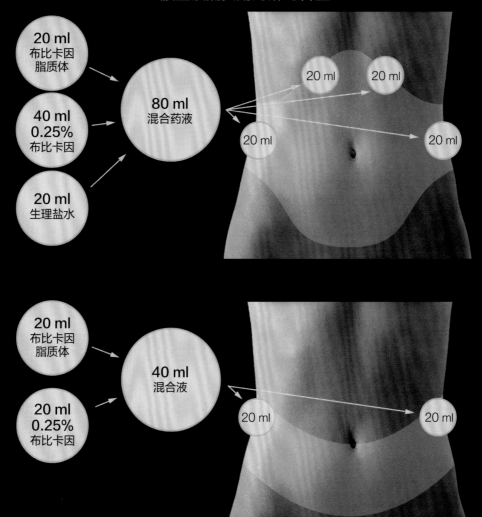

图 13　完善的腹壁镇痛

▶▶ 要点与流程

- TAP 阻滞是"筋膜平面"阻滞，因此需要大容量局麻药才能充分扩散。

- 核实患者体重，确保不超过最大安全剂量，特别是双侧 TAP 阻滞。

- 当只辨识出腹内斜肌和腹横肌时（例如进行髂腹下 / 髂腹股沟阻滞时），神经可能仍在 TAP 中也可能已经穿出腹内斜肌到达其表面。因此，在进行 TAP 阻滞时，应看到三层腹壁肌肉。

- 为改善镇痛效果，应考虑相应节段神经分布，并将部分局麻药注射到靠近手术部位的腹横肌平面。例如，1/2 的局麻药注射在腋中线，其余 1/2 注射在近手术部位处（例如，靠近腹股沟疝修补切口或胆囊切除术切口的腹横肌平面）。

- 平面外进针技术可能更适用于体型较大的患者。使用平面外技术时，当针尖穿过腹内斜肌时，注射少量局麻药（如 0.5 ~ 1 ml）以确定针尖位置。

患者体位

仰卧位或侧卧位（后入路）

初始设置

- 线阵探头
- 深度：4 cm

探头位置

根据 TAP 入路选择探头位置

肋缘下入路

沿肋缘斜置于剑突外侧
目标： 识别腹直肌和腹横肌之间的筋膜平面

外侧入路

横置于肋缘与髂嵴之间的腋中线上
目标： 识别腹内斜肌和腹横肌之间的筋膜平面

后入路

横置于腋后线
目标： 识别腹横肌后侧终点

前入路

斜置于髂前上棘内侧，指向脐部
目标： 识别腹内斜肌和腹横肌之间的平面

超声下腹壁肌肉表现为低回声层叠状结构，中间是高回声的筋膜层

- 加压并倾斜探头，同时动态扫描以优化筋膜层显影
- 必要时调整探头深度

否

是否确定目标筋膜平面?

是

平面内或平面外技术进针至目标筋膜平面，注射 1~2 ml 局麻药确定针尖位置

药液充分扩散可使筋膜平面清晰分离

每注射 3~5 ml 局麻药，采用RAPT 法评估

R= 刺激仪电流 0.5 mA 时无运动反应

A= 回吸阴性

P= 注射压力 < 15 psi

T= 注药总量（ml）

每个穿刺部位注入 15~20 ml局麻药。双侧或多点注射时不能超过最大推荐剂量

（汤峥瑜 译　张庆芬 审校）

217

▶▶ 参考文献

- Abdallah FW, Chan VW, Brull R: Transversus abdominis plane block: a systematic review. Reg Anesth Pain Med 2012; 37: 193-209.
- Baeriswyl M, Kirkham KR, Kern C, Albrecht E: The analgesic efficacy of ultrasound-guided transversus abdominis plane block in adult patients. Anesth Analg 2015; 121: 1640-1654.
- Børglum J, Gögenür I, Bendtsen TF: Abdominal wall blocks in adults. Curr Opin Anaesthesiol 2016; 29: 638-43.
- Carney J, Finnerty O, Rauf J, Bergin D, Laffey JG, Mc Donnell JG: Studies on the spread of local anaesthetic solution in transversus abdominis plane blocks. Anaesthesia 2011; 66: 1023-1030.
- Carney J, McDonnell JG, Ochana A, Bhinder R, Laffey JG: The transversus abdominis plane block provides effective postoperative analgesia in patients undergoing total abdominal hysterectomy. Anesth Analg 2008; 107: 2056-2060.
- Chen Y, Shi KJ, Xia Y, Zhang X, Papadimos TJ, Xu X, Wang Q: Sensory Assessment and Regression Rate of Bilateral Oblique Subcostal Transversus Abdominis Plane Block in Volunteers. Reg Anesth Pain Med 2018; 43: 174-179.
- Chin KJ, McDonnell JG, Carvalho B, Sharkey A, Pawa A, Gadsden J: Essentials of our current understanding: abdominal wall blocks. Reg Anesth Pain Med 2017; 42: 133-183.
- Hebbard PD: Transversalis fascia plane block, a novel ultrasound-guided abdominal wall nerve block. Can J Anesth Can d'anesthésie 2009; 56: 618-620.
- Karmakar MK, Gin T, Ho AM-H: Ipsilateral thoraco-lumbar anaesthesia and paravertebral spread after low thoracic paravertebral injection. Br J Anaesth 2001; 87: 312-316.
- McCarthy RJ, Ivankovich KG, Ramirez EA, Adams AM, Ramesh AK, Omotosho PA, Buvanendran A: Association of the addition of a transversus abdominis plane block to an enhanced recovery program with opioid consumption, postoperative antiemetic use, and discharge time in patients undergoing laparoscopic bariatric surgery: A retrospective study. Reg Anesth Pain Med 2020; 45: 180-186.
- Mitchell KD, Smith CT, Mechling C, Wessel CB, Orebaugh S, Lim G: A review of peripheral nerve blocks for cesarean delivery analgesia. Reg Anesth Pain Med 2020; 45: 52-62.
- McDonnell JG, Curley G, Carney J, Benton A, Costello J, Maharaj CH, Laffey JG: The analgesic efficacy of transversus abdominis plane block after cesarean delivery: a randomized controlled trial. Anesth Analg 2008; 106: 186-191.
- Tran DQ, Bravo D, Leurcharusmee P, Neal JM. Transversus Abdominis Plane Block: A Narrative Review. Anesthesiology. 2019; 131(5): 1166-1190.
- Yang HM, Kim SH: Injectate spread in interfascial plane block: A microscopic finding. Reg Anesth Pain Med 2019; 0: 2019.
- Zayed M, Allers K, Hoffmann F, Bantel C. Transversus abdominis plane block in urological procedures: A systematic review and meta- analysis. Eur J Anaesthesiol. 2021; 38(7): 758-767.
- Hadzic's Peripheral Nerve Blocks and Anatomy for Ultrasound-Guided Regional Anesthesia, 3rd Edition. McGrawHill, New York, NY 2021. ISBN 978-0071717595.
- Hadzic's Textbook of Regional Anesthesia and Acute Pain Management, 2nd Edition. McGrawHill, New York, NY 2017. ISBN 978-0071717595.

腹直肌鞘阻滞

▶▶ 要点速览

适应证： 腹部中线切口手术的术后镇痛（例如脐疝修补术，脐周手术）。

目标： 将局麻药注入腹直肌后、腹直肌后鞘前，从而阻断肋间神经前皮支。

患者体位： 仰卧位

体表标志： 腹中线、剑突和脐

 线阵   22 号 5~10 cm

🧴 10~15 ml

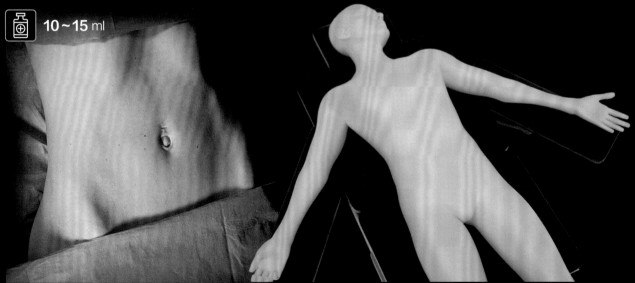

腹直肌位于前腹壁，是一对纵向椭圆形肌肉。这些肌肉通过腹白线在中线相连。它们起自耻骨联合和耻骨嵴，止于剑突和第 7 ~ 10 肋软骨（图 1）。

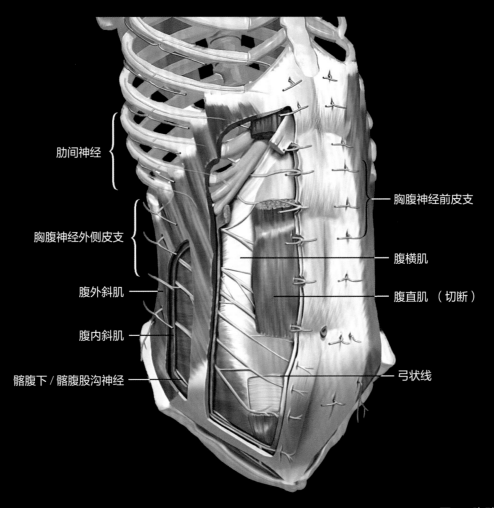

肋间神经

胸腹神经外侧皮支

腹外斜肌

腹内斜肌

髂腹下 / 髂腹股沟神经

胸腹神经前皮支

腹横肌

腹直肌 （切断）

弓状线

图 1　腹壁解剖和神经支配

腹直肌鞘：指包绕腹直肌的筋膜，由腹外斜肌、腹内斜肌和腹横肌的腱膜构成。为了更好理解这块肌肉周围的筋膜，通常将其分为前鞘和后鞘。腹直肌后鞘在脐到耻骨之间的上三分之一处有一个重要的解剖变异。在此处，筋膜改变了其在肌肉周围的分布，此处被称为**弓状线**。

- **弓状线以上：**腹直肌鞘的前后两层是一个完整的整体。在此水平，腹内斜肌的腱膜分为两层（图 2）。
    - 一层形成腹直肌**前鞘**并与腹外斜肌腱膜汇合。
    - 另一层形成腹直肌**后鞘**并与腹横肌腱膜汇合。
- **弓状线以下：**腹直肌后鞘缺失，因为三块肌肉的腱膜都覆盖在腹直肌前面。在此水平，只有腹横筋膜和腹膜将肌肉与腹腔及其内容物分开。

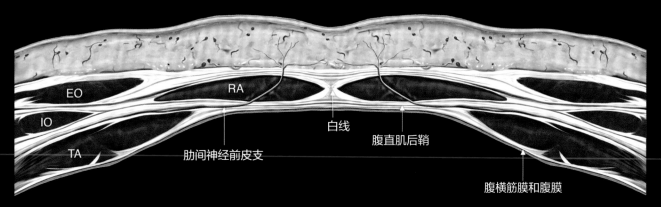

图2　腹直肌在弓状线以上的断层解剖，图示肋间神经前皮支的走行及分布。RA，腹直肌；EO，腹外斜肌；IO，腹内斜肌；TA，腹横肌

神经支配

腹壁受胸腹神经（T6~T12）和髂腹下 / 髂腹股沟神经（L1）支配。神经在腹横肌和腹内斜肌之间的平面走行，经腹直肌鞘外侧缘进入鞘内。在这个位置上，在发出支配前内侧腹壁的前皮支之前，神经位于腹直肌和后鞘之间的间隙。

超声解剖

腹直肌是一个低回声椭圆形结构。当超声探头横放于肋缘和弓形线之间时，可看到腹直肌后鞘为肌肉下方、腹膜上方清晰的高回声筋膜层。在弓形线以下，腹直肌后鞘不存在，腹直肌后面仅有腹横筋膜（图3）。

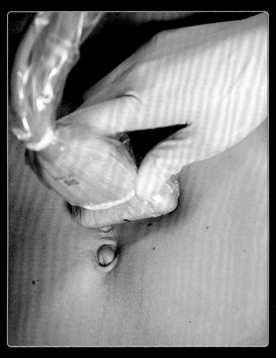
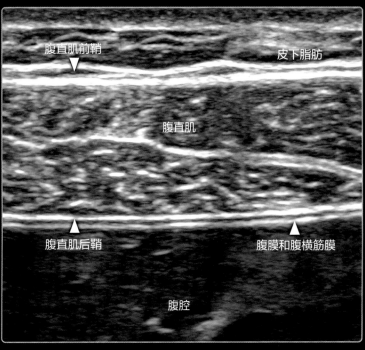

图3　腹直肌鞘阻滞的探头位置及超声解剖

▶▶ 阻滞范围

双侧腹直肌鞘阻滞可提供腹壁前内侧和脐周的镇痛（脊髓平面 9、10、11 水平）。

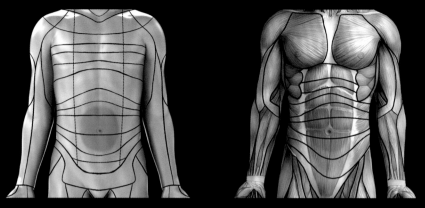

图 4 腹直肌鞘阻滞的分布范围。左，皮区；右，肌区

▶▶ 阻滞技术

探头位置

● 将探头横置于脐上方，中线外侧 1 cm（图 5）。

● 确认腹直肌和腹直肌后鞘。

● 使用彩色多普勒识别腹壁动脉以避免穿刺损伤。

也可以将探头矢状位放置。

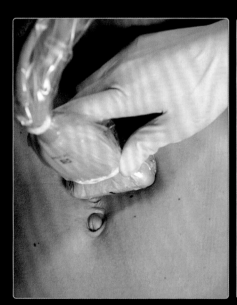
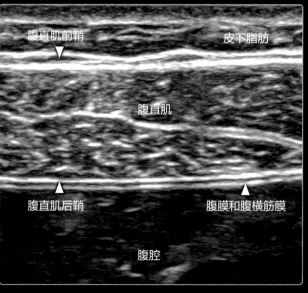

图 5 腹直肌鞘阻滞的探头位置和超声解剖

进针方法及路径

- 平面内进针，穿刺针依次穿过皮下组织和腹直肌，直至针尖到达腹直肌和腹直肌后鞘之间的间隙（图6）。

- 回吸无血，注射 1~2 ml 药液确定针尖位置。

- 注药时应看到腹直肌上抬，同时腹直肌后鞘下压。

- 对侧重复上述操作，双侧均需阻滞。

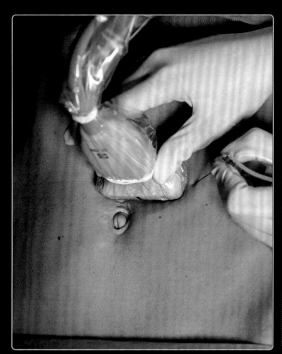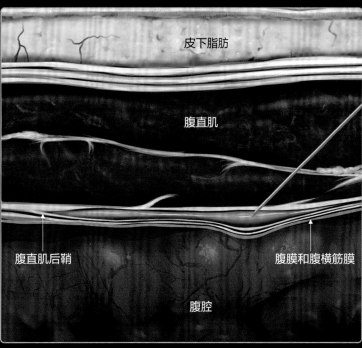

图6　平面内进针行腹直肌鞘阻滞的逆向超声解剖。局麻药（蓝色）在腹直肌和腹直肌后鞘之间扩散

▶▶ 局麻药选择

腹直肌鞘阻滞的局麻药选择

适应证	阻滞方式	局麻药	容量
腹部手术	腹直肌鞘阻滞	0.25% 布比卡因、0.5% 罗哌卡因；可在布比卡因中加入 1 : 300 000 肾上腺素延长阻滞时间；加入 Exparel® 可将阻滞时间延长至 48 h 以上	每侧 5~10 ml= 总量 20 ml（脐上方 2×5 ml，脐下方 2×5 ml）

▶▶ 要点与流程

- 若局麻药在腹直肌内扩散，继续向前进针，再注射 1~2 ml 局麻药，确认针尖位置。

- 使用平面外进针技术时，向腹直肌后鞘进针时，小剂量注射局麻药以明确针尖位置。

患者体位
仰卧位

初始设置
- 深度 3~4 cm
- 线阵探头

探头位置
横向放置，置于脐上方，靠近中线

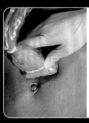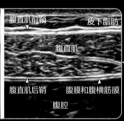

腹直肌前鞘　皮下脂肪
腹直肌
腹直肌后鞘　腹膜和腹横筋膜
腹腔

目标 1
看到腹直肌（RA）和腹直肌后鞘

- 腹直肌表现为椭圆形低回声结构，周围是高回声鞘（肌外膜）
- 腹直肌后鞘表现为位于肌外膜和壁腹膜之间的额外一层高回声筋膜层

扫查
将探头放于剑突和脐之间，向头侧及尾侧滑动以获取腹直肌鞘最佳图像

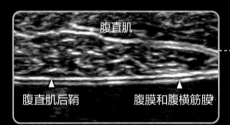

腹直肌
腹直肌后鞘　腹膜和腹横筋膜

目标 2
找到腹直肌和后鞘之间的筋膜平面

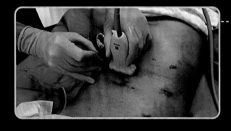

平面内或平面外进针，穿过腹直肌，到达肌肉和腹直肌后鞘之间的间隙

最佳扩散效果为腹直肌上抬同时腹直肌后鞘下移

每注射 3~5 ml 局麻药，采用 RAPT 法评估
R= 刺激仪电流 0.5 mA 时无运动反应
A= 回吸阴性
P= 注射压力 < 15 psi
T= 注药总量（ml）

10~15 ml 局麻药完成阻滞
需阻滞双侧

（汤峙瑜 译　张庆芬 审校）

▶▶ 参考文献

- Abrahams MS, Horn JL, Noles LM, Aziz MF. Evidence-based medicine: ultrasound guidance for truncal blocks. Reg Anesth Pain Med. 2010; 35: S36-S42.

- Bakshi SG, Mapari A, Shylasree TS: Rectus sheath block for postoperative analgesia in gynecological oncology Surgery (RESONS): A randomized controlled trial. Can J Anesth 2016; 63: 1335-1344.

- Dolan J, Lucie P, Geary T, Smith M, Kenny GN. The rectus sheath block: accuracy of local anesthetic placement by trainee anesthesiologists using loss of resistance or ultrasound guidance.Reg Anesth Pain Med. 2009; 34: 247-250.

- Dolan J, Smith M. Visualization of bowel adherent to the peritoneum before rectus sheath block: another indication for the use of ultrasound in regional anesthesia. Reg Anesth Pain Med. 2009; 34: 280-281.

- Hamilton DL, Manickam BP: Is a thoracic fascial plane block the answer to upper abdominal wall analgesia? Reg Anesth Pain Med 2018; 43: 891-892

- Hong S, Kim H, Park J. Analgesic effectiveness of rectus sheath block during open gastrectomy: A prospective double-blinded randomized controlled clinical trial. Medicine (Baltimore). 2019; 98(15): e15159.

- Husain NK, Ravalia A. Ultrasound-guided ilio-inguinal and rectus sheath nerve blocks. Anaesthesia. 2006; 61: 1126.

- Kato J, Ueda K, Kondo Y, Aono M, Gokan D, Shimizu M, Ogawa S: Does ultrasound-guided rectus sheath block reduce abdominal pain in patients with postherpetic neuralgia? Anesth Analg 2011; 112(3): 740-741.

- Murouchi T, Iwasaki S, Yamakage M: Chronological changes in ropivacaine concentration and analgesic effects between transversus abdominis plane block and rectus sheath block. Reg Anesth Pain Med 2015; 40: 568-571.

- Rahiri J, Tuhoe J, Svirskis D, Lightfoot NJ, Lirk PB, Hill AG: Systematic review of the systemic concentrations of local anaesthetic after transversus abdominis plane block and rectus sheath block. Br J Anaesth 2017; 118: 517-526.

- Shido A, Imamachi N, Doi K, Sakura S, Saito Y: Continuous local anesthetic infusion through ultrasound-guided rectus sheath catheters. Can J Anaesth 2010; 57: 1046-1047.

- Shuman LS, Cohen AJ, Mccalley MG, Welch CE, Malt RA: Ultrasound guided rectus sheath block - analgesia for abdominal surgery. N Engl J Med 1983; 309: 498-499.

- Willschke H, Bosenberg A, Marhofer P, et al. Ultrasonography-guided rectus sheath block in paediatric anaesthesia-a new approach to an old technique. Br J Anaesth. 2006; 97: 244-249.

- Hadzic's Peripheral Nerve Blocks and Anatomy for Ultrasound-Guided Regional Anesthesia, 3rd Edition. McGrawHill, New York, NY 2021. ISBN 978-0071717595.

- Hadzic's Textbook of Regional Anesthesia and Acute Pain Management, 2nd Edition. McGrawHill, New York, NY 2017. ISBN 978-0071717595.

腰方肌阻滞

▸▸ 要点速览

适应证： 腹壁前外侧及壁腹膜的镇痛。

目标： 在腰方肌外侧（QL1）、后方（QL2）或前方（QL3）注射局麻药。

患者体位：

- 侧卧位优于仰卧位，更便于操作，并能更好地观察超声图像和神经轴。QL1、QL2、QL3 阻滞均可在侧卧位实施。
- 仰卧位只适用于 QL1 入路。

体表标志： 髂骨、肋缘、腋后线及腋中线。

  线阵或凸阵　　 **22** 号
5~10 cm 短斜面针

 15~20 ml

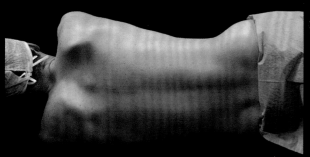

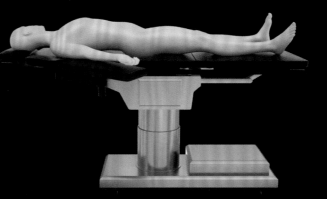

功能解剖

　　腰方肌（quadratus lumborum，QL）位于后腹壁深面，腰大肌后外侧。它起自髂嵴后部和髂腰韧带，附着于第 12 肋和 L1~L5 横突。

　　想要了解 QL 阻滞的潜在范围，需要先了解筋膜在这个水平的分布：胸腰筋膜（thoracolumbar fascia，TLF）由前、中、后三层组成，与腹内斜肌和腹横肌融合腱膜相连。TLF 的后层覆盖在竖脊肌表面。

　　在腰段，后层从棘突延伸至竖脊肌外侧缘，并在此处与 TLF 中层融合，形成所谓的侧缝（lateral raphe），这是一个致密的柱状结缔组织，从髂嵴延伸至第 12 肋。后层中的最深层被称为椎旁支持带鞘（paraspinal retinacular sheath，PRS），它包裹着竖脊肌。

　　腰筋膜三角（lateral interfascial triangle，LIFT）由竖脊肌的外侧缘（基底）、PRS 及其表面覆盖的 TLF 的后、中层（侧面）和侧缝（三角的顶点）组成。TLF 的中层将腰方肌和竖脊肌分开。TLF 的前层覆盖腰方肌的前面。

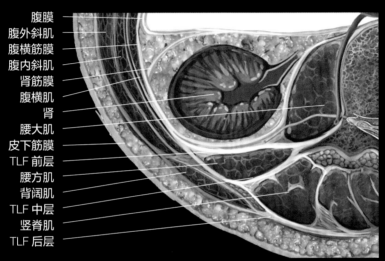

腹膜
腹外斜肌
腹横筋膜
腹内斜肌
肾筋膜
腹横肌
肾
腰大肌
皮下筋膜
TLF 前层
腰方肌
背阔肌
TLF 中层
竖脊肌
TLF 后层

图 1　胸腰筋膜（TLF）解剖

　　T7~L1 的脊神经自腰大肌的外侧缘穿出，并沿腰方肌前方向外走行于肌肉和 TLF 前层之间。在这里，TLF 与腹横筋膜（transversalis fascia，TF）相连。神经穿过腹横筋膜与 4 根腰动脉一起进入腹横肌平面。

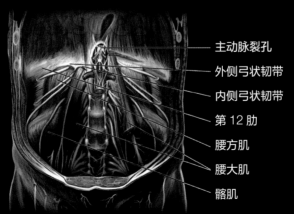

主动脉裂孔
外侧弓状韧带
内侧弓状韧带
第 12 肋
腰方肌
腰大肌
髂肌

图 2　腰方肌解剖

腹横筋膜（transversalis fascia，TF）是腹壁筋膜的最内层。它是包裹腹腔的腹内筋膜的一部分，覆盖在腹横肌、腰方肌和腰大肌的深面。它与膈肌后方的胸内筋膜相连，因此，局麻药可能会扩散至胸椎旁间隙。腹横筋膜也向尾侧延伸，与腰大肌和髂肌表面的髂筋膜相连，因此，局麻药可能扩散至腰丛。

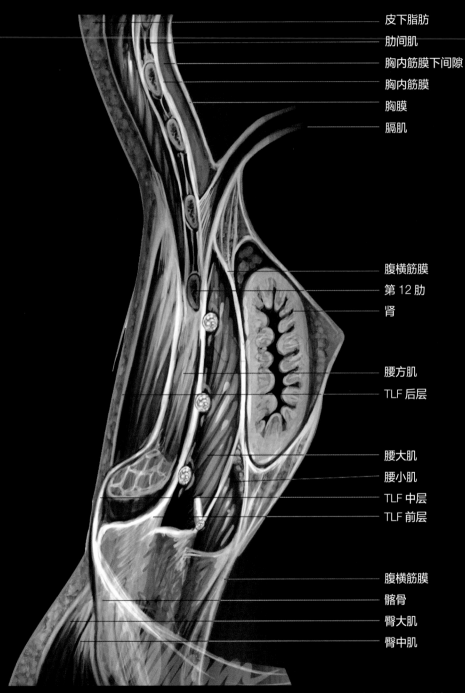

皮下脂肪
肋间肌
胸内筋膜下间隙
胸内筋膜
胸膜
膈肌

腹横筋膜
第 12 肋
肾

腰方肌
TLF 后层

腰大肌
腰小肌
TLF 中层
TLF 前层

腹横筋膜
髂骨
臀大肌
臀中肌

图 3　胸椎下段椎旁间隙与腹膜后间隙筋膜关系的矢状切面图

不同入路的阻滞范围:

- **QL1（外侧入路）:** 镇痛范围覆盖髂前上棘皮肤及同侧前腹壁 L1 皮区。
- **QL2（后路）和肌间 QL（前路）:** 镇痛范围覆盖同侧前腹壁中下部皮肤。

  QL 阻滞近端可能逐渐延伸至 T7，远端延伸至 L2、椎旁间隙和交感链。但该结果尚未达成一致。

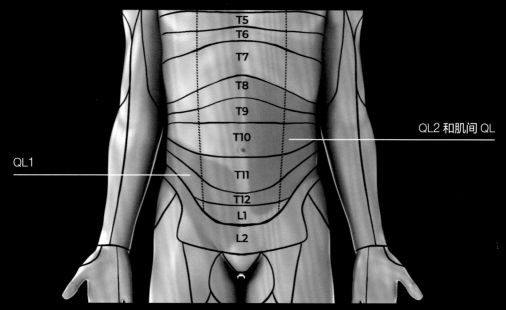

图 4 不同腰方肌（QL）阻滞入路的理想感觉阻滞范围

▶▶ 阻滞技术

腰方肌阻滞不同入路的阻滞方法:

- **QL1 或外侧入路阻滞:** 目标位于腹横肌腱膜深面、腹横筋膜浅面、QL 外侧缘。
- **QL2 或后路阻滞:** 目标位于 QL 后侧的筋膜层，胸腰筋膜（TLF）中层的深面。
- **QL3 或前路 / 肌间阻滞:** 目标位于腰方肌和腰大肌之间的筋膜层（腰方肌前面）。

腰方肌阻滞 1

QL1 或外侧入路

目标位于腹横肌腱膜深层，但在腰方肌外侧缘的腹横筋膜浅层。

扫查技术及进针方法:

1. 将超声探头放置于腋中线，髂嵴上方（三种入路探头的初始位置相同）。
2. 将探头向后滑动，直至看见高亮回声的腹横肌腱膜。
3. 从前向后平面内进针，直至针尖穿过腰方肌外侧的腹横肌腱膜。

注药后药液沿腰方肌外侧与腹横筋膜连接处扩散。药液容积 0.2～0.3 ml/kg。

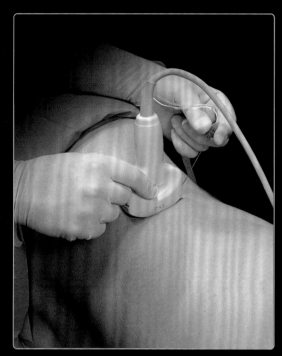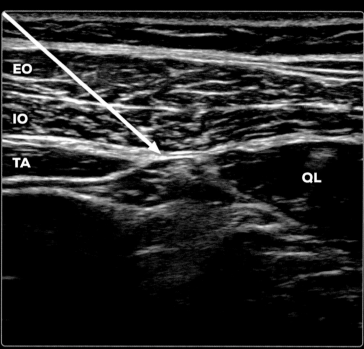

图 5　QL1 阻滞的探头初始位置和超声图像。EO，腹外斜肌；IO，腹内斜肌；TA，腹横肌；QL，腰方肌

腰方肌阻滞 2

QL2 或后路

目标位于腰方肌的后侧筋膜，胸腰筋膜（TLF）中层的深面。

扫查技术及进针方法：

1. 按照 QL1 的描述摆放超声探头并向后滑动，识别腰方肌和胸腰筋膜中层之间的平面。胸腰筋膜中层将腰方肌与背阔肌或竖脊肌分隔开来。

2. 从前向后平面内进针，直至到达腰方肌后（背）面。

3. 沿着腰方肌后侧注射 2～3 ml 局麻药确定针尖位置，并给予 0.2～0.3 ml/kg 局麻药完成阻滞。

提示

- 对于体型较大的患者，建议使用具有更宽扇形成像范围的凸阵探头。
- 为识别腰方肌，尽可能向后追踪腹横肌。
- 有很多腰方肌阻滞的方法，但大多数情况下建议首选 QL1，因为它简单且安全。

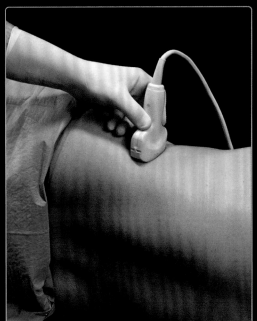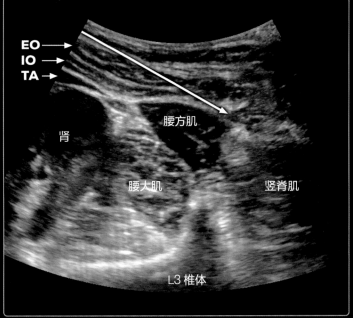

图 6 QL2 阻滞的探头位置和超声图像。EO，腹外斜肌；IO，腹内斜肌；TA，腹横肌

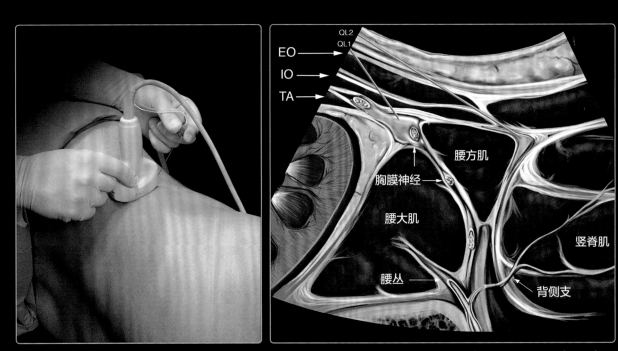

图 7 QL1 和 QL2 阻滞的逆向超声解剖。图示进针点。理想状态下，局麻药（蓝色）在腰方肌外侧（QL1）和腰方肌后方（QL2）扩散。EO，腹外斜肌；IO，腹内斜肌；TA，腹横肌

肌间 QL 阻滞

QL3 或肌间

目标位于腰方肌和腰大肌之间的筋膜间隙（腰方肌的前面）。

扫查技术及进针方法：

1. 超声探头从初始位置向后滑动，可见"**三叶草征**"：L3 椎体的横突是茎，后面的竖脊肌、外侧的腰方肌和前方的腰大肌是三叶草的三片叶子。

2. 从后向前穿过腰方肌进针，直至针尖到达腰方肌与腰大肌之间的平面。

3. 注射 2～3 ml 药液以确认药液在肌肉之间扩散，给予 0.2～0.3 ml/kg 局麻药完成阻滞。

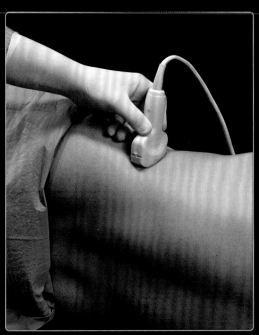
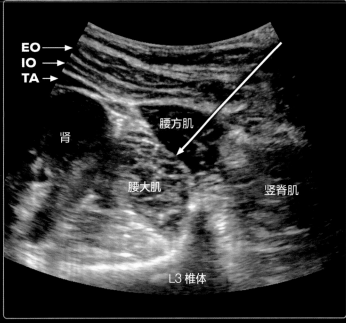

图 8　QL3 阻滞的探头位置和超声图像。图示平面内进针，理想注药点位于腰方肌前面（白色箭头）。
EO，腹外斜肌；IO，腹内斜肌；TA，腹横肌

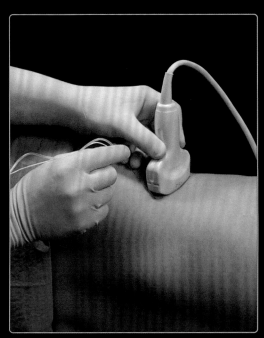
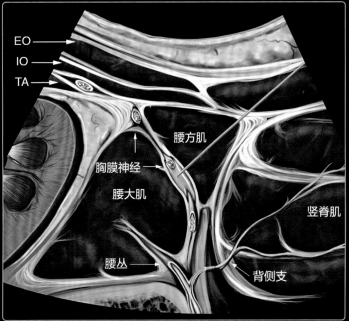

图 9　平面内进针行 QL3 阻滞的逆向超声解剖。理想的药液分布区域位于腰方肌前面（蓝色）。EO，腹外斜肌；
IO，腹内斜肌；TA，腹横肌

▶▶ 局麻药选择

	腰方肌阻滞的局麻药选择		
适应证	**阻滞方式**	**局麻药**	**容量**
腹壁前外侧及壁腹膜镇痛		0.25%~0.5% 布比卡因或 0.2%~0.3% 罗哌卡因 布比卡因可以和布比卡因 脂质体混合使用	15~20 ml
髂前上棘内侧及上方的腹壁和皮肤	QL1		
T8~T12 支配的腹壁及皮肤	QL2 和 QL3		

▶▶ 要点与流程

- 靠近横突处的腰方肌很薄，由前向后扫查成像的效果最好，侧面成像时肌肉会显得更宽。
- 进针前需使用彩色多普勒检查腰方肌后方的腰动脉或其他大血管。
- 腰方肌通常是低回声的，位于腹横肌外侧。背阔肌和竖脊肌在腰方肌浅层，回声更强。
- 如果不能很轻易地找到腰方肌，可以外展并向外侧弯曲同侧髋关节，使腰方肌收缩便于识别。
- 有可能损伤肾、脾和肝。若不能呈现良好的超声图像，建议考虑其他镇痛技术。

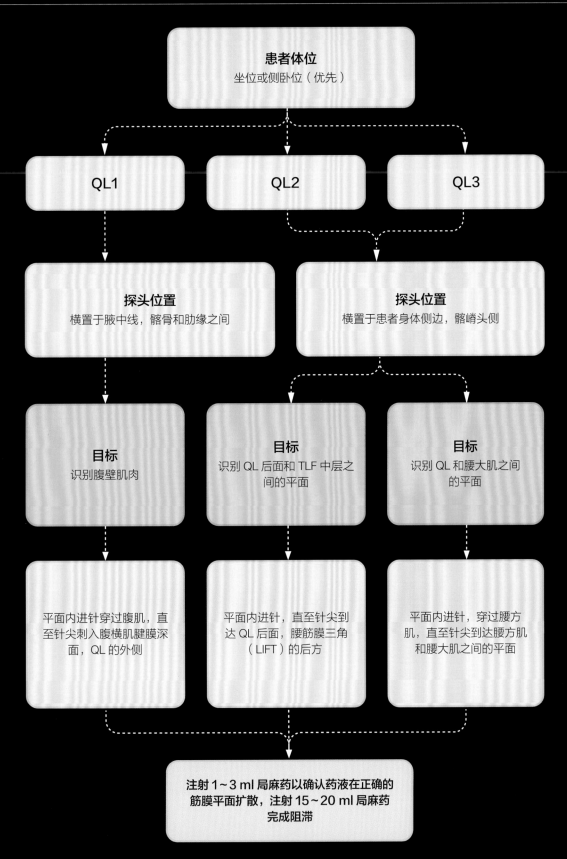

- Blanco R. Optimal point of injection: the quadratus lumborum type I and II blocks. Anesthesia 2013; 68.

- Blanco R, Ansari T, Girgis E. Quadratus lumborum block for postoperative pain after caesarean section: A randomised controlled trial. Eur J Anaesthesiol 2015; 32: 812-818.

- Børglum J, Moriggl B, Jensen K, et al. Ultrasound-guided transmuscular quadratus lumborum blockade. BJA Br J Anaesth 2013; 111.

- Elsharkawy H. Quadratus lumborum block with paramedian sagittal oblique (subcostal) approach. Anaesthesia 2016; 71: 240-241.

- Elsharkawy H, El-Boghdadly K, Kolli S, et al. Injectate spread following anterior sub-costal and posterior approaches to the quadratus lumborum block: A comparative cadaveric study. Eur J Anaesthesiol. 2017; 34(9): 587-595.

- Elsharkawy H, El-Boghdadly K, Barrington M. Quadratus Lumborum Block: Anatomical Concepts, Mechanisms, and Techniques. Anesthesiology. 2019; 130(2): 322-335.

- Dam M, Hansen CK, Børglum J, et al. A transverse oblique approach to the transmuscular Quadratus Lumborum block. Anaesthesia 2016; 71: 603-604.

- Dam M, Moriggl B, Hansen CK, et al. The pathway of injectate spread with the transmuscular quadratus lumborum block: A cadaver study. Anesth Analg 2017; 125: 303-312.

- Dam M, Hansen CK, Poulsen TD, et al. Transmuscular quadratus lumborum block for percutaneous nephrolithotomy reduces opioid consumption and speeds ambulation and discharge from hospital: a single centre randomised controlled trial. Br J Anaesth. 2019; 123(2): e350-e358.

- Dam M, Hansen C, Poulsen TD, Azawi NH, Børglum J. Importance of the transversalis fascia in relation to a successful application of the transmuscular quadratus lumborum block. Reg Anesth Pain Med. 2021; 46(12): 1119.

- Elsharkawy H, El-Boghdadly K, Barrington M. Quadratus lumborum block: Anatomical concepts, mechanisms, and techniques. Anesthesiology. 2019; (2): 322-335.

- Elsharkawy H, Bajracharya GR, El-Boghdadly K, et al. Comparing two posterior quadratus lumborum block approaches with low thoracic erector spinae plane block: An anatomic study. Reg Anesth Pain Med 2019; 44: 549-555.

- Hansen CK, Dam M, Steingrimsdottir GE, et al. Ultrasound-guided transmuscular quadratus lumborum block for elective cesarean section significantly reduces postoperative opioid consumption and prolongs time to first opioid request: A double-blind randomized trial. Reg Anesth Pain Med 2019; 44: 896-900.

- Korgvee A, Junttila E, Koskinen H, Huhtala H, Kalliomaki ML. Ultrasound-guided quadratus lumborum block for postoperative analgesia: A systematic review and meta-analysis. Eur J Anaesthesiol. 2021; 38(2): 115-129.

- Kumar A, Sadeghi N, Wahal C, et al. Quadratus Lumborum Spares Paravertebral Space in Fresh Cadaver Injection. Anesth Analg 2017; 125: 708-709.

- Ökmen K, Metin Ökmen B, Topal S. Ultrasound-guided posterior quadratus lumborum block for postoperative pain after laparoscopic cholecystectomy: A randomized controlled double blind study. J Clin Anesth 2018; 49: 112-117.

- Wikner M. Unexpected motor weakness following quadratus lumborum block for gynaecological laparoscopy. Anaesthesia. 2017; 72(2): 230-232.

- Hadzic's Peripheral Nerve Blocks and Anatomy for Ultrasound-Guided Regional Anesthesia, 3rd Edition. McGrawHill, New York, NY 2021. ISBN 978-0071717595.

- Hadzic's Textbook of Regional Anesthesia and Acute Pain Management, 2nd Edition. McGrawHill, New York, NY 2017. ISBN 978-0071717595.

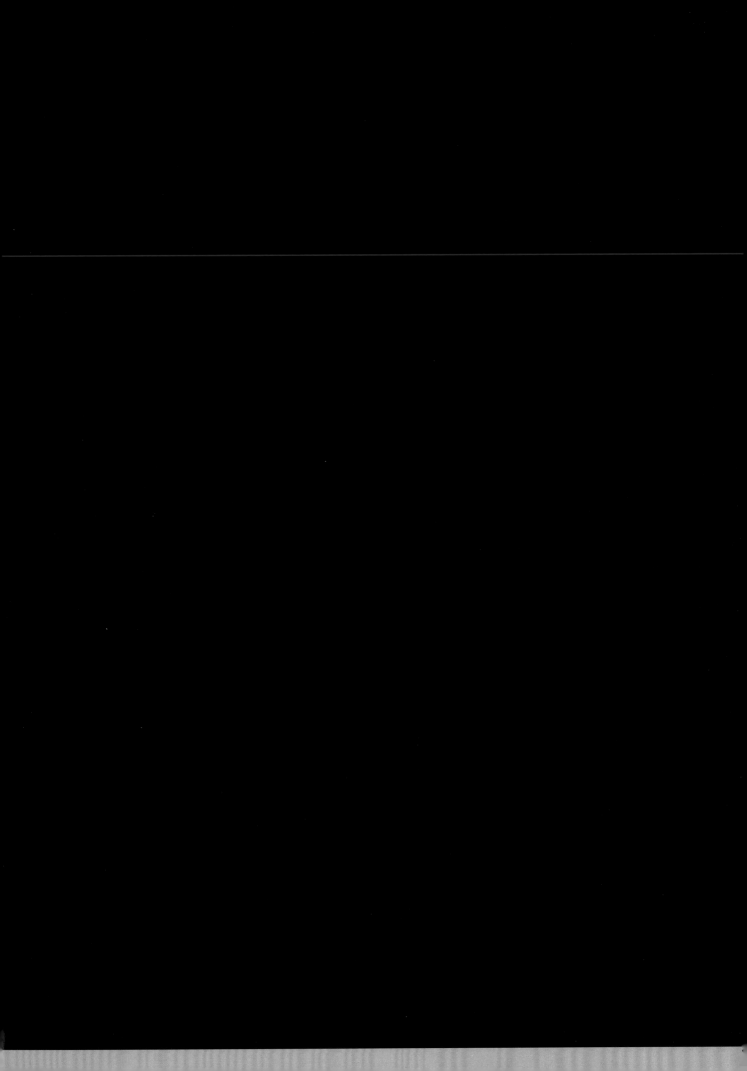